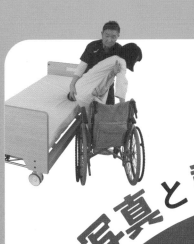

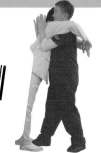

写真と動画 でわかる！

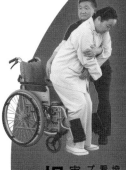
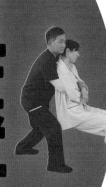
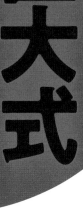

埼玉医大式

力がいらない

介助技術大全

埼玉医科大学
看護技術・介護技術
プロジェクトを推進する会
実行委員長
根津良幸

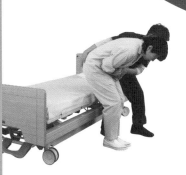

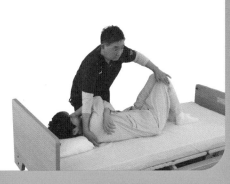

介護
Library
講談社

JN050299

まえがき

　2022年から23年にかけて、本書で解説する介助技術を、モナコ、ドバイ、そしてサウジアラビアで紹介する機会に恵まれました。モナコでは、私よりゆうに頭2つは大きい、身長2メートル超の男性を要介護者のモデルとして、私が介助動作を実演しました。見ていた人はきっと「本当にこんな大男を動かせるのか？」と半信半疑だったでしょう。ところが、私がモデルを軽々とベッドから起こして見せたので、「Miracle!（奇跡だ！）」と驚きの声が上がりました。

　自分よりはるかに体格のいいモデルを動かすことができたのは、私が力持ちだからでしょうか？　とんでもありません。私は39歳のときに脳梗塞にかかり、左半身に麻痺が残りました。その後も別の病に見舞われ、手術など過酷な治療を経験しています。見た目は普通に話し、歩き、生活していますが、病気や治療の影響で、およそ腕力とは縁遠くなりました。たとえば、両手にはもうほとんど握力が残っていません。しかし、それほど非力でも、ポイントを理解して行えば身体介助は可能です。腕力に頼る必要など、まったくないのです。

　本書で紹介するのは、私と同じくらい非力な人でもできる、余計な力がいらない身体介助です。力がいらない、ということは、体を（とくに腰を）痛めにくいということでもあります。力まかせの介助は腰痛の原因になりますが、この本で紹介する方法を正しく行えば、腰にかかる負担はほとんどなくなるでしょう。実際、私はこれまで研修などで何度も介助動作を実演してきましたが、腰痛になったことは一度もありません。

　私が訪れた諸外国でも、そして日本でも、いまだに力まかせの介護が行われており、介助する人（介助者）にも、介助される人（利用者）にも大きな負担となっています。私の技術が日本各地へ、そして海外へ広まって、皆さんの助けになればと願っています。

　この本は、写真と文章だけでなく、QRコードをスマートフォンなどで読み込んで、動画でも技術が学べるようになっています。くり返し学習・実践してご自身の「気づき」を余白にメモし、自分だけの教科書として活用してください。現場で大いに活かされることを期待しています。

2023年3月

根津良幸

刊行によせて

「医療と福祉の理想郷」実現に向けて

　我が国は2007年に超高齢社会へと突入しましたが、その後も全人口に占める65歳以上の高齢者の割合は増え続けており、2025年には30％、2055年には38％に達すると見込まれています。高齢化にともない年間死亡率もほぼ一貫して上昇しており、いまや日本は、世界のどの国も経験したことのない「超高齢多死社会」へと足を踏み入れつつあります。

　増え続ける医療・介護ニーズに応えるべく、国は国民一人ひとりが住み慣れた地域で助け合いながら最期まで過ごせる「地域包括ケアシステム」の構築を推し進めてきました。

　私たち埼玉医科大学グループは、国際水準に照らしても質の高い医療をすべての方に提供すべく、一丸となって努力を重ねていますが、同時に地域医療を担う中核病院として、国の掲げる方針を受け、医療と福祉が融合した理想郷を実現するため、福祉・介護の充実にも取り組んできました。

　2017年には「くらしワンストップ　MORO HAPPINESS館」を開設し、医療・福祉・介護の相談を一元的に受けられる体制を整えました。2022年には「看護技術・介護技術プロジェクト」が立ち上がり、「推進する会」が中心となって、画期的な介助技術をまずは本学グループ各病院へ、そしていずれは地域へと広めていく仕組みづくりを進めています。

　今回、そのプロジェクトの成果を書籍として公開いたします。余計な力を使わず腰を痛めない、このまったく新しい介助技術を、ぜひ各医療機関や介護施設、そしてご家庭で役立てていただきたいと思います。

　末筆ながら、今回のプロジェクトの実行委員長を務められ、持てる技術を惜しみなく提供してくださった根津良幸先生に心より感謝いたします。

学校法人埼玉医科大学　理事長

丸木清之

あなたの幸せが、私たちの幸せ

　看護という仕事の基礎を築いたフローレンス・ナイチンゲールは、看護師と見習い生たちに宛てた手紙のなかで次のように書いています。

「看護は犠牲行為であってはなりません。人生の最高の喜びのひとつであるべきです」

　看護、そして介護は、患者さんや利用者さんの人生を健康面から支えながら、自己成長できる素晴らしい仕事です。しかし、同時に従事者が身体を痛めやすい、危険な仕事でもあります。たとえば腰痛に苦しみ、それでもなお「患者さんのため」と無理をして仕事に向かい、ついには身体を壊して離職を余儀なくされる——そんな悲劇が今でも後を絶たないのは、実に残念なことです。

　日常生活動作の介助で腰を痛めるのは、力に頼るパワー介助が原因です。パワー介助は、患者さんにも苦痛を与え、私たち従事者の身体にも害を及ぼします。看護・介護には腰痛がつきものであるかのように言われてきましたが、この現状は是非とも変える必要があります。

　埼玉医科大学グループ看護部では、腰を痛めない介助技術の習得と定着に向け、根津良幸先生から数回にわたり講義と実技指導をしていただきました。根津先生が考案した技術で介助すれば余計な力は必要なくなり、大柄な患者さんを一人で動かすこともできます。受講したスタッフの誰もが、始めから終わりまで「目からうろこ」「信じられない……」など、驚きの声を上げていました。

　埼玉医科大学の共通標語は、「Your HAPPINESS Is Our HAPPINESS（あなたの幸せが、私たちの幸せ）」です。埼玉医大式の介助技術は、患者さんと私たち従事者の両方を幸せにできる技術です。あなたもぜひ実践して、体感してみてください。そんな期待を込めて本書を手にとっていただけることを望みます。

埼玉医科大学　総看護部長
「看護技術・介護技術プロジェクトを推進する会」副委員長
武藤光代

埼玉医科大学の退院指導メニュー

基本的な
寝返り介助

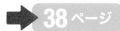38ページ

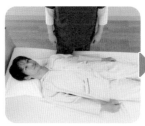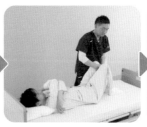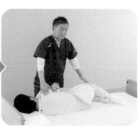

ベッド上に
座ってもらう

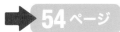54ページ

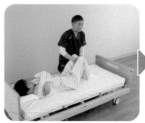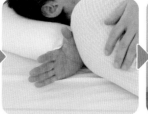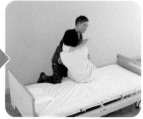

手引きによる
立ち上がり

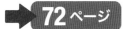72ページ

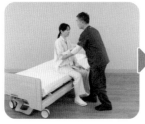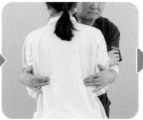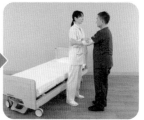

腰を押さえて
体位保持

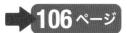106ページ

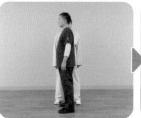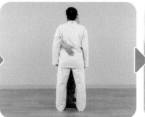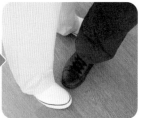

正面から
支える

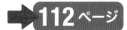112ページ

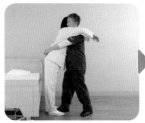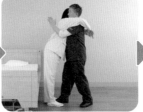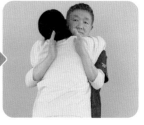

支えて
座り直す

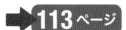113ページ

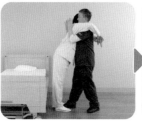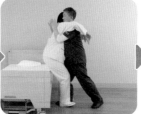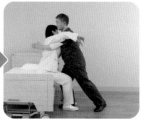

在宅介護に不可欠な技術を厳選。実際に医大で教えています

ベッド（椅子）に
座る

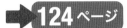 124 ページ

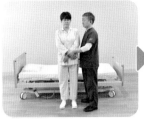 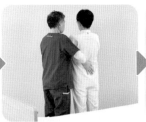 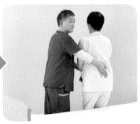

ベッドに
寝かせる

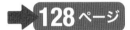 128 ページ

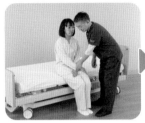 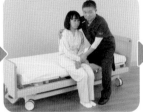 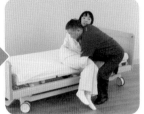

車イスから立つ

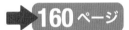 160 ページ

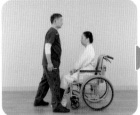 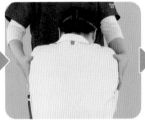 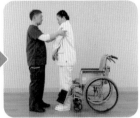

横からの
着座介助

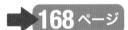 168 ページ

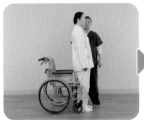 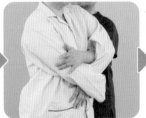 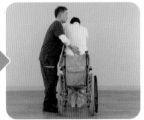

ベッドから
車イスへの移乗

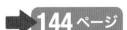 144 ページ

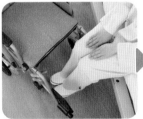 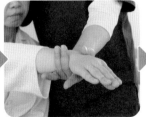 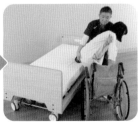

車イスから
ベッドへ移る

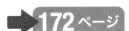 172 ページ

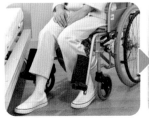 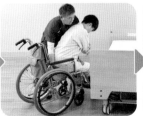 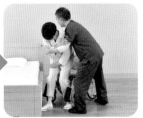

埼玉医科大学の退院指導メニュー（続き）

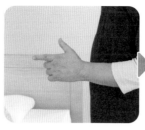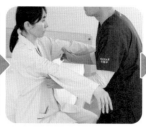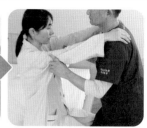

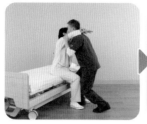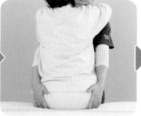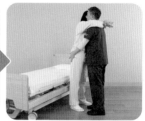

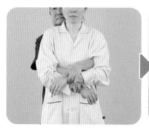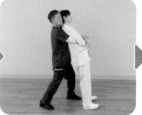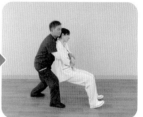

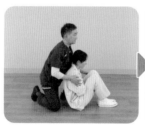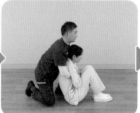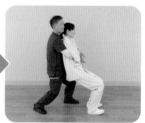

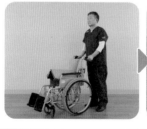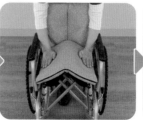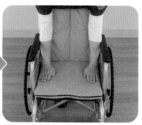

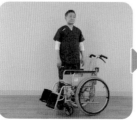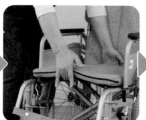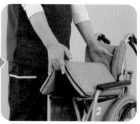

オプション
車イスの5点確認
（介助者が確認すべき5点）
 **139** ページ

頭はまっすぐか　腕を交差させたか
深く腰かけたか　足首は直角か
ブレーキはかけたか

オプション
足をステップ板にのせる
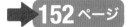 **152** ページ

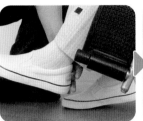 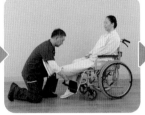 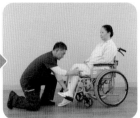

オプション
足をステップ板からおろす
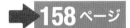 **158** ページ

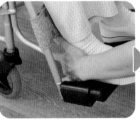 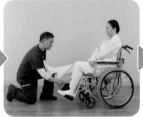 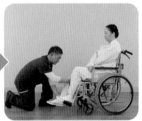

オプション
深く座り直してもらう
 **150** ページ

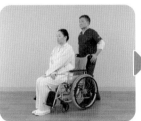 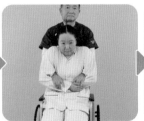 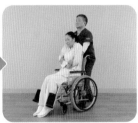

オプション
車イスを押す／止める
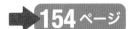 **154** ページ

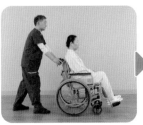 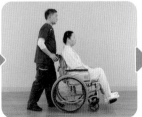 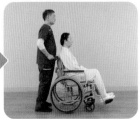

目次

第1章　埼玉医大式の介助技術とは

第2章　ベッドで体を動かす・起こす

※本書では身体介助を行う人を「介助者」と呼び、介助される側（患者さんや要介護の高齢者など）は、とくに断りがない限り「利用者」としています。また、利用者が手厚い身体介助を必要としている場合は「介護度が高い」とし、そうでない場合は「介護度が低い」と表現しています。
※所属・肩書はすべて初版刊行時のものです。

第1章

埼玉医大式の
介助技術とは

本書で紹介する介助技術の最大の特徴は、「安全性が高く、介助者にも利用者にも楽」という点にあります。なぜそうなのか、まずはメカニズムを学びましょう

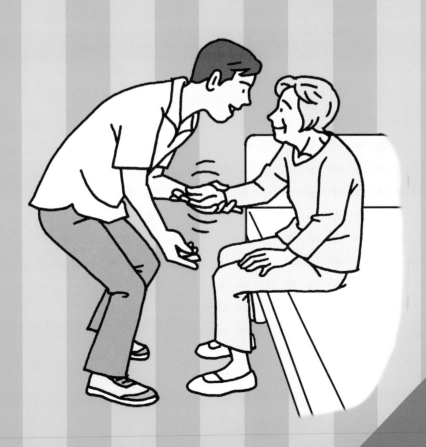

「埼玉医大式」5つのポイント

なぜ身体介助でケガをする人が多いのか

　腰痛は、どんな業種でも最も起こりやすいケガですが、厚生労働省の調査によると医療・介護などを含む「保健衛生業」でとくに発生しやすいことがわかっています。腰痛が起こりやすい理由、そのおもな原因が身体介助にあることは間違いありません。

　従来の介助で、なぜこれほどケガが起きやすいのか。それは、これまでの方法が力まかせのパワー介護だったからです。これまで現場で行われていたパワー介護には、次の4つの問題点がありました。

腰を支点にする

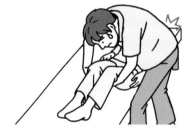

介助者の腰に、介助者と利用者2人分の体重がかかる

抱く

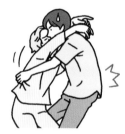

抱いて支えるのは不可能。転倒の原因にもなる

つかむ

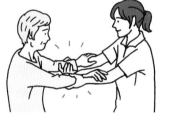

つかむと相手の体にも力が入り、介助が困難になる

持ち上げる

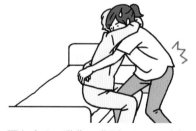

腰を痛める動作の典型。また、大柄な人を介助できない

　埼玉医科大学ではこのようなパワー介護をやめ、このあと各章で紹介していく介助技術を全病院で導入しています。今後は、介護現場や各家庭でも普及させていきたいと考えて、あらためて「埼玉医大式」として本書にまとめました。

埼玉医大式の「5つのポイント」

　腰に負担をかけずに介助するためには、以下の5つのポイントを守って手技を行う必要があります。その5つとは、**引く・押す・まわす・触れる・支点を変える**で、ここに従来の介助法と本書で紹介するものとの、最大の違いがあります。

①引く

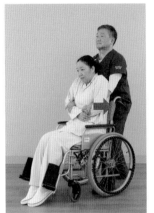

②押す

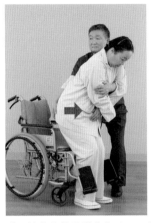

③まわす

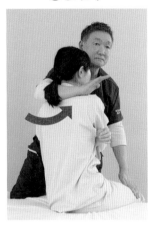

これらはおもに腕、肩、胸などの筋肉を使う動作なので、腰への負担を大幅に減らせる

④触れる

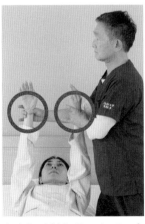

⑤支点を変える

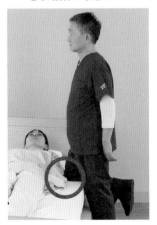

やさしく触れることで、余計な力が入らなくなる　ベッドに片膝をつくことで、腰にかかる重さを逃がせる

　5つのポイントを押さえて上手に介助を行うためには、従来とは違う視点と、いくつかの基本的な手技をあらかじめ身につけておかなくてはなりません。さっそく次のページから、それらの基礎を説明していきます。

「人の倒れる方向」を知ろう

健康な人、要介護者、患者、倒れるパターンはみな同じ

　なによりもまず覚えてほしいのは、「人の倒れる方向」です。実は、どんな人も、いくつかの限られた方向にしか倒れません。下の図を見てください。

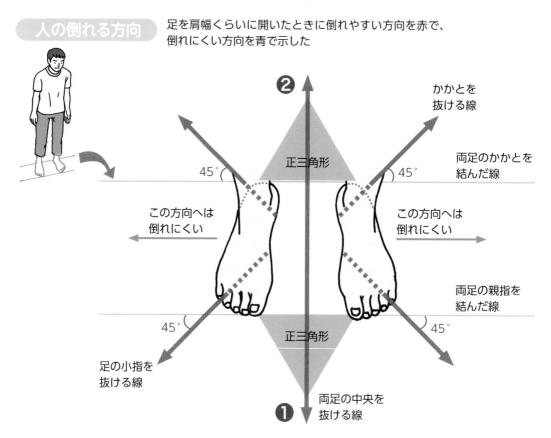

人の倒れる方向　足を肩幅くらいに開いたときに倒れやすい方向を赤で、倒れにくい方向を青で示した

かかとを抜ける線

両足のかかとを結んだ線

正三角形

❷

45°　45°

この方向へは倒れにくい　　この方向へは倒れにくい

両足の親指を結んだ線

正三角形

足の小指を抜ける線

45°　45°

❶　両足の中央を抜ける線

　人が倒れやすいのは、6つの赤い矢印の方向です。とくに、足の前と後ろにある赤い正三角形の頂点の位置（❶か❷）まで頭が出てしまうと、必ず倒れます。逆に、左右の真横方向へはなかなか倒れません。要介護の高齢者も、手術を受けたばかりの患者さんも、健康な人も、このパターンは変わりません。片麻痺の人でも、麻痺がない側（健側）であればある程度は踏ん張れるので、倒れにくいのです。

　ということは、あらかじめ利用者の頭の動きに注目しておき、頭が動くほうへ先回りして支えれば、転倒は予防できることになります。この原理を応用したのが、第4章で紹介する体位保持の手技です。

根本にあるのは、少林寺拳法の「崩し」の発想

　この「人が倒れる方向」をうまく利用するのが介助のポイントです。たとえば、椅子に座っている人の体を、❶の方向（真正面）へと傾けさせれば、倒れまいと脚に力が入るので自然に体が立ち上がってきます。その動きに合わせて介助者が体を支えれば、立ち上がり介助ができます。逆に、ちょうどいい位置に椅子を用意して、介助者が支えながら❷の方向（真後ろ）へとバランスを崩せば、着座してもらうことができます。

　相手の体のバランスを崩し、介助者がスピードと方向をコントロールしつつ支えながら倒れやすいほうへ誘導すれば、それが介助になるわけです。言い換えると「人を倒すことができれば、起こすこともできる」のです。このような発想は、実は少林寺拳法に由来しています。少林寺拳法には、相手の体勢を不安定にしたうえで技をかける「崩し」という技術があります。根底にあるのは、その「崩し」なのです。

「大きな風船をふわっと投げる」くらいの力があれば十分

　私たちは、日常生活のなかで自然にこの「崩し」を行っています。たとえば、椅子から立ち上がるとき、私たちは頭を前に倒してからお尻をあげ、膝を伸ばして立つはずです。つまり、おじぎをするように前方へ頭を倒してから立ち上がっているのです。同じ動きを介助によって再現すれば、利用者に立ち上がってもらうことができます（下のイラストを参照）。

自力で立つ
自分で前傾し、
お尻が上がり、
脚が伸びる

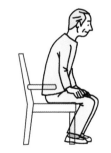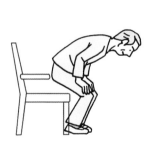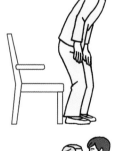

介助で立つ
前傾させて引くと、お尻が上がり脚が伸びる

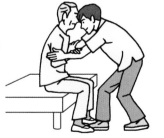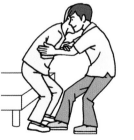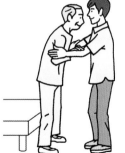

　埼玉医大式の介助技術は、このような自然な動作を再現し、利用した介助でもあるので、介助者にも、利用者にとっても楽なのです。また、必要な力もごくわずかです。むしろ力むと失敗するので、介助者は「力を入れない」ように注意せねばなりません。

立ち方、体の使い方、呼吸

いつでも「三点立(さんてんりつ)」を意識して立ち、動く

　介助者の体が安定していなければ介助はできません。三点立は、体に余計な力を入れず、でも、どっしりと根を張ったように安定した状態で立てる方法です。

　具体的には右の写真のように立ちます。

　いちばんのポイントは、足を肩幅に開き、ヘソと両足の親指を結んでできる三角形の底辺で、床にしっかりと立つイメージをつくることです。

　このイメージを保ったまま動くと体勢が安定するので、より安全に介助を行うことができます。

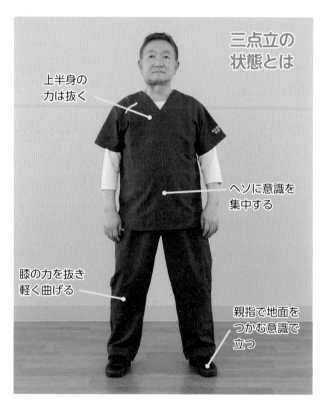

三点立の状態とは

上半身の力は抜く

ヘソに意識を集中する

膝の力を抜き軽く曲げる

親指で地面をつかむ意識で立つ

三点立のつくりかた

①ジャンプして脚を開く

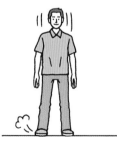

ジャンプして、両脚を自然に開いて着地する。すると、足が肩幅くらいに開く

②まっすぐ立つ

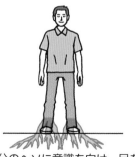

自分のヘソに意識を向け、足を地に根付かせるイメージでしっかり立つ

③息を吐き膝を楽に

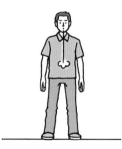

「ふ————っ」と長く息を吐いて重心を真下に落とし、膝の力を抜く

体重移動と呼吸に意識を向けながら介助する

　介助動作は、介助者が自分の体の重心を移動しながら、体全体で動く意識を持って行いましょう。手だけで押したり引いたりしても利用者は動きません。

　また、息を止めると体に力が入って、介助がうまくいかなくなります。後ろに引くときはスーッと息を吸ってください。逆に、前に押すときはハーッと息を吐きながら押しましょう。そうすれば、余計な力を入れずに「押す」「引く」動作が行えます。

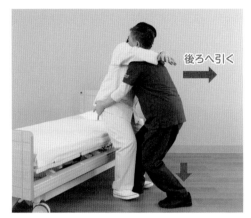
後ろへ引く

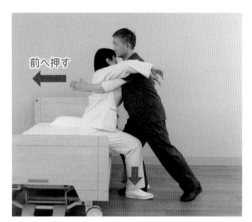
前へ押す

後ろへ引いて立ち上がるときは、後ろの足に体重を移す

前へ押して座ってもらうときは、前の足に体重を移す

利用者の体に残された力（残存能力）を活用する

　人の筋肉の動きには、「屈」「伸」「捻転」の３通りしかありません。介助が必要なほど弱った人のなかには、筋肉の屈伸ができない人もいます。でも、捻転の力は必ず残ります。どんなに細くなった筋肉にも弾力性が残っているので、捻転（ねじる）の力が加わると、必ず元に戻ろうとします。この現象を利用したのが第２章で紹介する寝返り介助です。

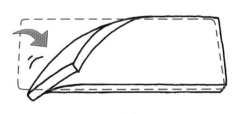
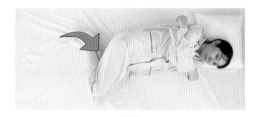
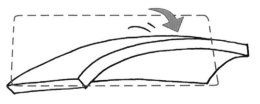
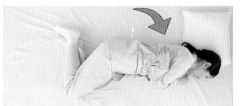

ねじったゴム板が元に戻るように、筋肉も元に戻るので、寝返り介助ができる

内腕刀で支えて「引く」「押す」「まわす」

「握る」「抱える」介助はあまりにも危険

　介助者は、つい相手の腕を握ったり、体を抱えたりして動かそうとしがちですが、これは非常に危険です。どんなに小柄な人であっても、抱えて介助するのは容易ではありません。無理に抱えて動かそうとすると、いっしょに転倒して大ケガをすることもあります。

　また、自分の腕や脚を他人にギュッと握られるのは、気分のいいものではありません。高齢者は皮膚が薄く、弱くなっているので、握っただけで内出血を起こしかねませんし、骨粗鬆症がある場合は、骨折させる危険すらあります。

むしろ手を開いたほうが、力が出る

　握る・抱えるに代えて、内腕刀を利用しましょう。内腕刀は少林寺拳法の技のひとつですが、下のようにすればできます。たびたび使うので、しっかり覚えてください。

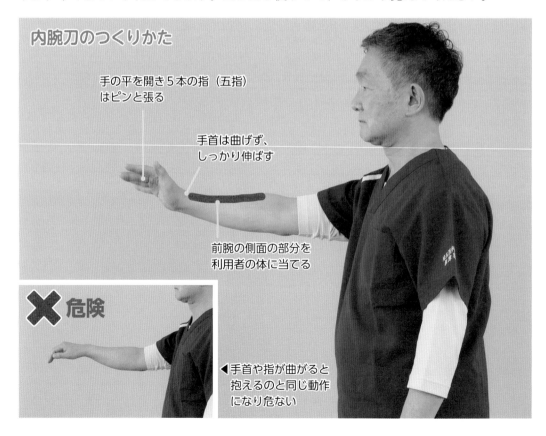

内腕刀のつくりかた

手の平を開き5本の指（五指）はピンと張る

手首は曲げず、しっかり伸ばす

前腕の側面の部分を利用者の体に当てる

✖ 危険

◀手首や指が曲がると抱えるのと同じ動作になり危ない

なぜ内腕刀にすると、介助がうまくいくのか

　内腕刀は、たとえば下の❶、❷のような場面で使われます。内腕刀で支えながら引く・押す・まわす動作を行うと、体の大きな利用者であっても簡単に動かすことができます。

　手をしっかり握ったり、相手を抱きかかえたりしても、前腕や手首にある小さな筋肉しか働かず、大きな力は出ません。だから相手を支えられないのですが、内腕刀にすると、上腕や胸にある複数の大きな筋肉が働いて力がみなぎるので、人を支え・動かせるのです。

　ただ、下段の写真のような状態にならないよう、よく注意してください。

❶体を支える

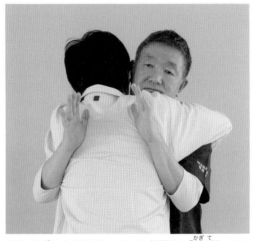

肘を曲げて内腕刀をつくった状態を「鉤手」という。この形をつくれば倒れそうな人を確実に支えることもできる（112ページ参照）

❷引いて動かす

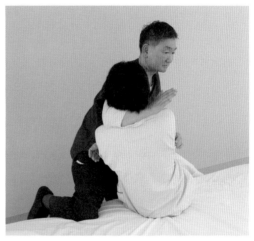

寝た状態の利用者をベッド上に起こすのは難しい。しかし、内腕刀で支え、親指を肩口へ引くように動かすと上体を起こせる（54ページ参照）

✖ 指・手首を曲げる

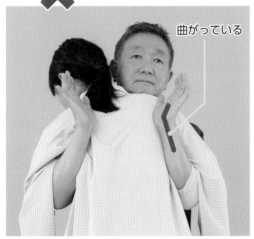

曲がっている

指と手首がしっかり伸びていないと、必要な力が入らないのでかえって危険。よく気をつけよう

✖ 手の平などを当てる

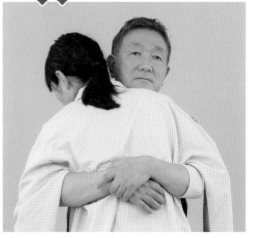

手の平や腕の内側を利用者の体に当てるのは、抱きかかえるのと同じ。危険なので絶対やめよう

相手に「触れる」、腕を取る

握らず、いろいろなかたちで触れる

　人は誰でも、体の一部を握られると身を固くして抵抗します。反射的に起こるこの反応は、介助の妨げになります。スムーズに介助するためには、利用者の体を握ってはいけません。あくまでも利用者の体に「触れる」だけにすることが肝心です。それも、指を押し付けたりせず、利用者の体に指先をふわっと当てるだけにします。

　指先を当てるだけにすると力が伝わらないので、利用者の体に力が入って固くなることはありません。介助のときに利用者が苦痛を感じることもなくなります。また、接触面積が小さくなるぶん、握って行う介助に比べて感染リスクの低減が期待できます。

　触れるときは、下の①、②のように中指・薬指の先端だけを利用者の体に当てます。親指・人差し指・小指は利用者の体から浮かしておき、握った状態にならないように気をつけましょう。③のようにお尻の下に手を差し入れるときは、中指・薬指だけで利用者の座骨に触れて、ほかの指の力は抜くようにしてください。

①触れてひっかける

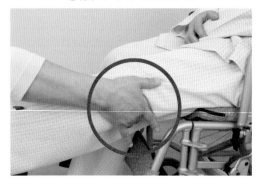

②軽く触れるだけ

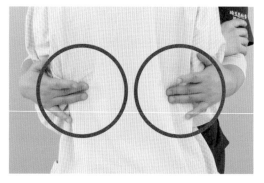

③手を差し入れて触れる

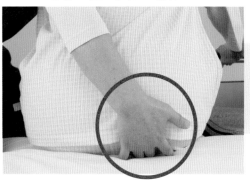

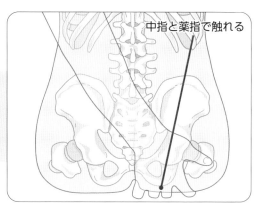

中指と薬指で触れる

腕を「動かす」のではなく、腕を「取り・支え・導く」

　介助のために利用者の腕を動かすとき、手早く終わらせようとして無造作に握り、モノのように動かしてしまう人がいますが、それではいけません。やさしく触れて手首を取り、穏やかに導く意識を持ちましょう。

　以下のような手順で腕（あるいは手首）を取るようにしてください。これは本書に登場するすべての介助で必ず行ってほしい手技です。

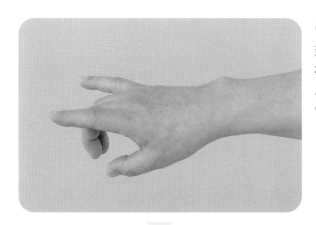

❶使う指は３本だけ

親指・中指・薬指で輪をつくり、相手の手首のあたりに触れます。人差し指、小指は、できるだけ相手の体から離して浮かせておきます

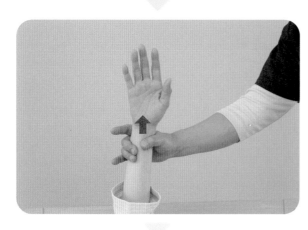

❷指の輪で触れる

たとえば利用者の手首に触れる場合は、❶でつくった輪で手首の近くを包み、指先で軽く触れます。そしてその形のまま、自分の手を利用者の指先のほうへ軽く引きます

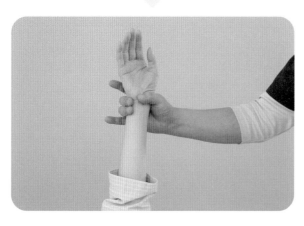

❸ひっかけたまま手を導く

指でつくった輪を手元にひっかければ利用者の手を容易に動かせます

この部分を
動画で見る

利用者の腕（手首）を下から取る（支える）場合もある

　介助のため利用者の肘に触れたり、車イスへ移るため肘かけを握ってもらう場合もあります。そのようなときは、下から触れて支えるようなかたちで腕（または手首）を取りましょう（下の2枚の写真を参照）。上から手を伸ばしてつかむと、利用者は警戒して身を固くします。下から腕を取るほうが、介助を受ける側は安心できるのです。

肘に触れる

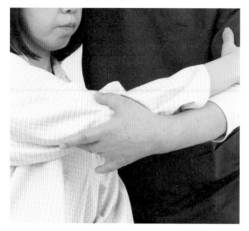

下から手首を支えて動かす

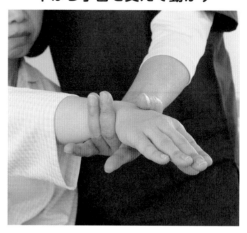

相手の手首や腕を取るときに大切なこと

　無言でいきなり体にさわられたら、誰だって驚きます。まずはコミュニケーションできる位置まで近づき、「手をさわりますね」などと声をかけてから、ゆっくり触れましょう。

　また、利用者が座っているときは、必ず片腕ずつ取るようにしてください。一度に両腕に触れられると、利用者は警戒して腕を引っ込めようとするので、介助がうまくいかなくなります。

　利用者の利き手を把握しておき、そちらから取ることも大切です。利き手は、いわば「使い慣れた側」なので、利き手から手技が行われると安心できます。

　介助を始める前から利用者の体に力が入っているときは、右のイラストように、下から手首を取って「力を抜きましょうね」とやさしく言葉をかけながら、腕を軽く左右にゆするとリラックスしてもらえます。

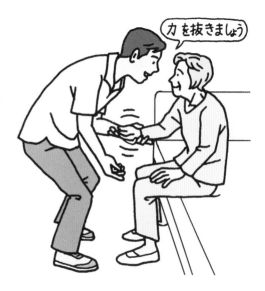

力を抜きましょう

背後から介助するときは、抱えずに腕を組む

利用者を背後から介助する場合も、腕を握ったり、体を抱えたりしてはいけません。腰痛などのケガや、転倒のような大事故の原因になります。抱えられた利用者は、みぞおちを圧迫されて苦しい思いをするでしょう。以下は利用者を床に座らせる介助の一部（116ページ）ですが、必ず次のように腕を交差させ、組んでください。

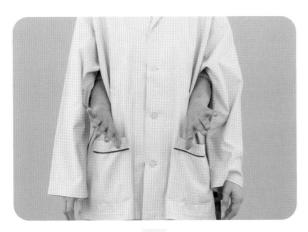

❶内側から手を入れる

利用者の腕と脇腹のすき間から、介助者が左右の腕を同時に差し入れます。腕をまわして、手の平を外に向けておきましょう

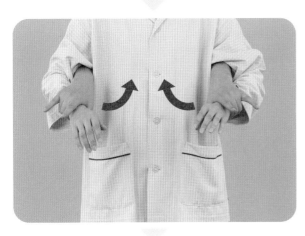

❷利用者の腕を取る

親指・中指・薬指の輪で利用者の手首のあたりを取り、矢印のように動かしてお腹の前で手を交差させます。人差し指・小指が利用者に触れないよう気をつけましょう

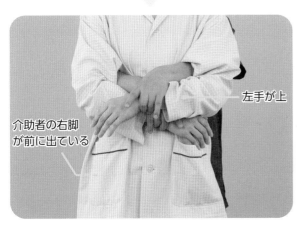

左手が上

介助者の右脚
が前に出ている

❸脚と腕の位置に注意

介助者の「右脚」が前に出ているときは、写真のように「左手」を上にして組みます。「左脚」が前のときは、「右手」が上です

この部分を
動画で見る

23

相手の体をまとめる

体をコンパクトに「まとめる」発想で介助しよう

　人体は、実にやっかいな形をしています。利用者の手足は介助の妨げになりますし、胴体は扁平なので、仰向けに寝るとベッドに接する面（接地面）が広くなり、簡単には起こせません。このため、介助をスムーズに行うには、以下のような方法で、相手の体をコンパクトにまとめる必要があります。

接地面を減らす工夫（一例）

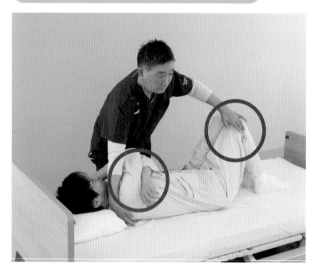

寝返り介助で

腕を上げてまとめておけば、寝返りで体が横を向くときベッドにひっかからずにすむ。膝を曲げておくことで、ベッドとの接地面は大きく減らせる

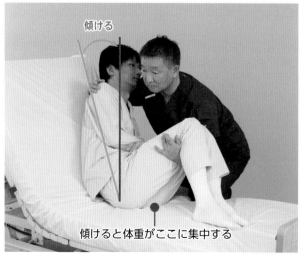

傾ける

傾けると体重がここに集中する

起き上がり介助で

利用者の体を手前に傾け、片側の座骨だけで体が支えられている状態にすると、体を簡単にまわすことができる。利用者のお尻を片方、浮かせるつもりで体を傾けるとよい

妨げにならないようにする工夫（一例）

車イス介助で

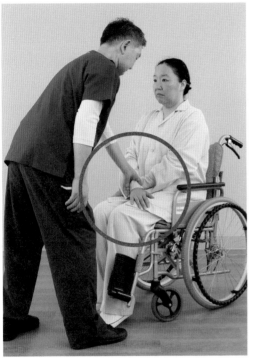

お腹の前で腕を交差してもらうと、利用者の上体がコンパクトになり、腹筋にも余計な力が入りにくくなるので、楽に動かせる

立ち上がり介助で

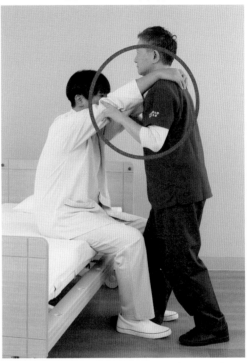

介助者より体が大きい人の立ち上がりをサポートする場合は、腕をあらかじめ肩にまわしてもらうと、介助の妨げにならない

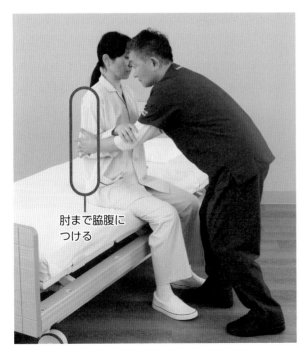

肘まで脇腹につける

手引き歩行などで

手引き歩行や、手引きによる立ち上がりでは、利用者の腕を脇腹につけ、左右から軽く圧迫する。すると腕が体と一体化するので、まとめて動かしやすくなる

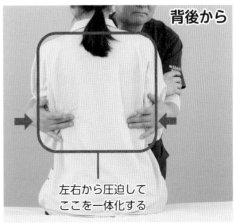

背後から

左右から圧迫してここを一体化する

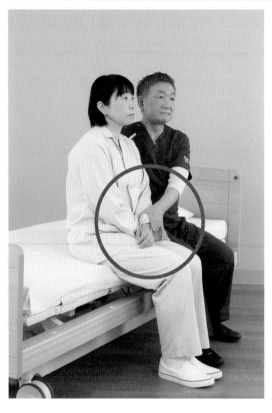

立ち上がり介助で

親指・中指・薬指で相手の両手首を挟み、お腹に軽く押し付けて固定する。下のように行う

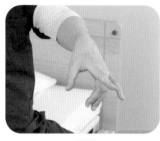

親指・中指・薬指を左の写真のような形にする

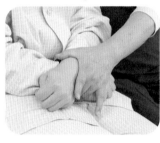

利用者の両手首を挟み込む（人差し指・小指は立てておく）

着座の介助で

利用者の腕を交差させ、下のように自分の手を編み込んで動かないように固定する

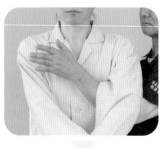

利用者の腕を交差させ、下になっている腕のほうから手を差し入れる

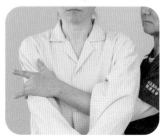

上になっている利用者の腕まで手をのばし、中指と薬指の先で触れてひっかける

体をまとめると、なぜ相手の体を動かしやすくなるのか

本書では、利用者の腕を体の前で交差させて行う介助がたくさん出てきます。腕を交差させると利用者の腹筋に余計な力が入りにくくなるため体が固くなりません。だから介助がスムーズになるのです。

また、物体は接地面が大きいほど安定しますが、接地面が小さいと不安定になります。人体も、接地面を小さくすれば不安定になるので動かしやすいのです。たとえば寝返り介助（38ページ）では、下のように接地面を小さくするにつれて介助が楽になっていきます。

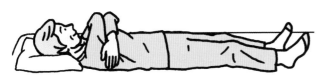

❶腕を交差してもらう

これによって利用者の腹筋に余分な力が入らなくなり、ベッドから肩が浮くので、接地面も小さくなります

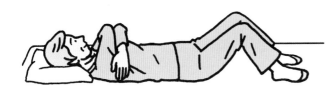

❷膝を曲げてもらう

脚とお尻がベッドから浮き、接地面がより小さくなるため、介助者が動かしやすくなります

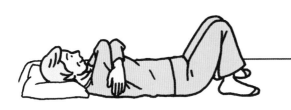

❸足をさらにお尻に寄せる

お尻が❷のときより浮き上がって接地面が減り、より動かしやすくなります。ここまですると大柄な人の寝返り介助も可能になります

ベッドからの起き上がり介助（58ページ）では、右の絵のように利用者の体をまわします。このとき支点となるのは、利用者の片側の座骨1点のみです。接地面が最小限なので、正しく行えば相手の体を簡単にまわせます。

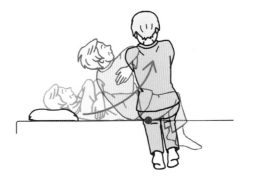

人体の要所を押さえる

押さえなければならない場所は限られている

　人の体には、そこを押さえられると動けなくなったり、逆にうまく操られると意思に関係なく動かされてしまう、「要所」といえる場所がいくつか存在します。それらの要所をうまく活用することで介助がスムーズになり、利用者の安全を確保することもできます。

要所1　骨盤

　骨盤は、上半身と下半身を結ぶ要です。そこを押さえるだけで、利用者の体が望ましくない方向へ倒れたり、ねじれたりするのを止めることができます。

寝返り後の姿勢維持

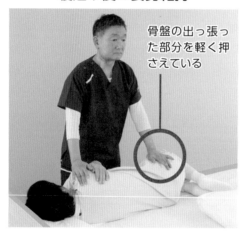

骨盤の出っ張った部分を軽く押さえている

横に並んでの体位保持

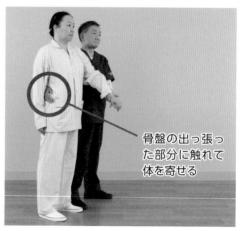

骨盤の出っ張った部分に触れて体を寄せる

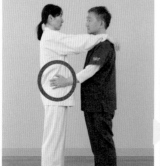

歩行介助で
左の写真のように左右から骨盤に触れて、「イチ・ニ・イチ・ニ」と左右交互に動かすだけでも利用者を歩かせることができる

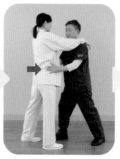 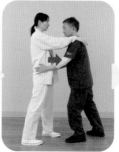 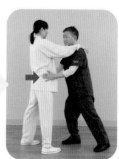

立ち上がり介助などのとき、左右の肩甲骨の下端を結んだ線と背骨が交わるところ（図の★）を軽く押す場合があります。上体を前傾させ、楽に動けるようにするためです。

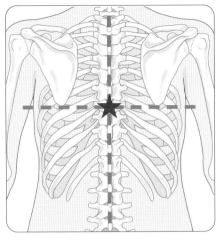

上から押すとき

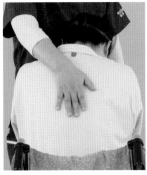

指を伸ばし、指先は床へ向ける

下から押すとき

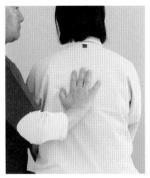

指を伸ばし、指先は天井に向ける

着座の介助や体位保持などで、骨盤の上端と背骨が交わる点（図の★）を軽く押す場合があります。利用者の腰に負担がかかるので、力を入れすぎないようにしてください。

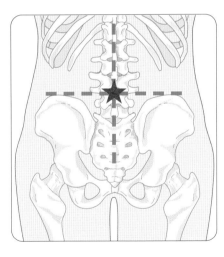

押すとき

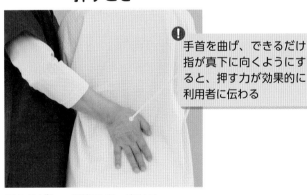

❗ 手首を曲げ、できるだけ指が真下に向くようにすると、押す力が効果的に利用者に伝わる

指を伸ばし、指先は床へ向ける

要所とは、すなわち「急所」である

実は「肩甲骨と背骨の交点」「骨盤と背骨の交点」は、人間の急所です。この2つの交点には力が入らないため、押されると簡単に体が動いてしまうのです。また、うつぶせに寝た状態でこれらの交点を押さえられると、身動きできなくなります。

この2つの交点は、力をかけられると健康な人でも苦しい思いをする弱点です。位置を大きく間違えなければ簡単に相手を動かせるので、強い力をかけないようにしてください。

医師たちが見つけた「埼玉医大式」の意義

在宅介護の現状を変える「介護革命」

齋木 実（埼玉医科大学国際医療センター 地域医療科 教授）

●「共倒れ」が後を絶たない

　私は埼玉県西部を中心に在宅緩和ケア医として活動していますが、在宅介護の現場（すなわち患者さんの自宅）では、高齢の配偶者がひとりで介護を担うケースが非常に多くなっています。

　たとえば脳梗塞になった夫の介護を、華奢な妻がひとりで担い、起居動作（起きる・立つ）、車イスへの移乗、あるいはトイレまでの移動といった身体介助を一手に引き受けている、という家がよくあるのです。

　もちろん訪問介護・訪問看護などのサービスが導入されていますが、24時間プロがつくわけにはいきません。それでも夫は、動きたいときに「なんとかして欲しい」と妻に求めます。妻が求めに応じ、無理な介助をくり返して腰痛になり、さらに体を壊して入院し、共倒れになってしまった場面を、私はいくつも見聞きしてきました。

●家で「寝かせきり」になる場合も

　幸い共倒れには至らなくとも、看ている家族が「自分たちには、この人（介護が必要な人）を動かすことはできない」と諦めてしまって、要介護者が家で「寝かせきり」になっている場合があります。

　自宅での療養に「ドクターストップ」はありません。家族の都合もあるので何でも自由というわけにはいきませんが、食事、外出など、好きなことをしていいのです。在宅介護でしかできない素晴らしいことがたくさんあります。「何かしてあげたい」と思っている家族もいますが、できません。身体介助がバリア（障壁）になっているのです。

●「介護革命」を起こす技術

　埼玉医大式の介助技術が、医療・介護従事者を通じて一般家庭にまで浸透すれば、この状況は変えられるかもしれません。埼玉医大式の特徴は、腰に負担がかからない点にあります。腰に負担をかけず身体介助ができれば、共倒れのリスクは減らせますし、寝かせきりにしなくてすむかもしれません。埼玉医大式の介助技術は、在宅介護を劇的に変える可能性を秘めています。その意味で「介護革命」だと言ってもいいと、私は思います。

望んだ場所で最期まで生活するための手段に

岩瀬 哲（埼玉医科大学病院 緩和医療科 教授）

● ADL（日常生活動作）とは何か

退院する患者さんが帰っていく先は、自宅、介護施設などさまざまです。がん末期の患者さんの場合はホスピスを選択する方もいますが、療養の場がどこであれ、生活の質（QOL）を左右する重要な要素があります。それが ADL（日常生活動作）です。

ADL とは、私たちが生活のなかで何気なく行っている行為のことです。以下の図のような当たり前の行為が、人に生きる意味や目的を与えてくれます。退院後の患者さんが「自分でどれくらい動けるか」によって、退院後の生活はまったく変わってくるのです。

ADL
（日常生活動作）

BADL（基本的日常生活動作）	IADL（手段的日常生活動作）
寝る　起きる　立つ 歩く　座る　食べる 更衣　排泄　入浴 整容　　　　　など	掃除　洗濯　買い物 料理　趣味　服薬 金銭管理　電話対応 スケジュール管理　など

● いい介助法があればADLの維持は可能

数ある ADL のなかでも大切なのが、排泄の自立度です。患者さんにとって、オムツに排泄し、それを他のだれかに始末してもらう以上につらいことはありません。排泄の全介助は負担が重く、介護の継続も難しくなります。でも、たとえば立位や歩行が安定しなくても、介助つきでトイレに行ける環境が整っていれば、その人の尊厳は守られるでしょう。あとは長く継続できるいい介助法があるかどうかが問題です。

● これからの退院指導が変わる

従来のパワー介護は、介助する人・される人の両方に大きな負担がかかるため、介護を長続きさせることができませんでした。しかし、負担の軽い埼玉医大式なら、ADL を維持しながら、本人が望んだ場所で最期まで過ごすことも可能だと思います。

私は緩和ケア医として、日々、患者さんとその家族への退院指導に当たっています。これまでは、十分に指導できる、体系的で標準化された介助技術がないことが悩みの種でしたが、いまは強い味方を得た思いです。

腰を守る確かな工夫がある身体介助の技術

鳥尾哲矢 （ 埼玉医科大学病院
整形外科・脊椎外科　教授 ）

●なぜ介助で腰を痛めるのか

　介助のなかでもとくに腰痛が起こりやすいのは、入浴介助と移乗介助です。これらはいずれも、「前屈位で、少し離れたところにあるものを持ち上げる動作」、つまり腰を曲げ、前屈みで利用者の体を持ち上げる「腰を支点とした動作」です。

　前屈み姿勢が続くと、椎間板（ついかんばん）や脊柱起立筋（せきちゅうきりつきん）、大殿筋などに大きな負担がかかります。くり返しの負担により組織が傷ついて炎症が起こり、痛み（侵害受容性疼痛（しんがいじゅようせいとうつう））が生じます。一般に「ぎっくり腰」と呼ばれる急性腰痛の多くは、そのような原因で起こっています。

　また、前屈みになると、椎間板内部にかかる圧力（椎間板内圧）が上がることがわかっています。椎間板内圧は、立っているだけならそれほど高くないのですが、前屈みになると上がり、その姿勢のまま持ち上げる動作をすると、さらに上がります。

　前屈みの持ち上げ動作により、椎間板のなかの「髄核（ずいかく）」と呼ばれる柔らかい軟骨組織が押しつぶされて後方に膨らみ、神経を圧迫します。この神経への刺激も痛み（神経障害性疼痛）を起こし、腰だけでなく臀部（でんぶ）にまで広がっていくこともあります。

椎間板に起きる変化

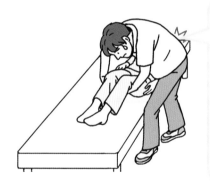
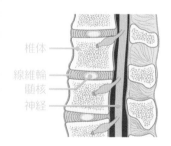
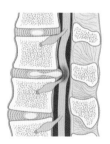

椎体
線維輪
髄核
神経

線維輪が破れて髄核が飛び出ると「椎間板ヘルニア」になる

●埼玉医大式にちりばめられた「工夫」

　腰を支点とした介助は、急性腰痛だけでなく、坐骨神経痛（ざこつ）や、複雑な治療が必要な慢性腰痛にもつながりかねない、リスクの高い動作ですが、埼玉医大式の介助技術には、介助者の腰を守る多くの工夫が随所にちりばめられています。

　たとえば「寝返り介助」はベッド上に片膝をついて行いますが、これは動作の支点を腰から膝へ変えることで腰にかかる負担を軽減しています。「立ち上がり介助」では、介助者が足を一歩出すことで、利用者の自然な動作を引き出すきっかけをつくっています。私自身、根津先生の指導のもと実践してみて、体感できました。

　習得の機会さえあれば、だれでもそのような技術を身につけられるのです。医療・介護関係者にとっては朗報です。ぜひ役立てていただきたいと思います。

本書の内容に関連する筋肉と骨格

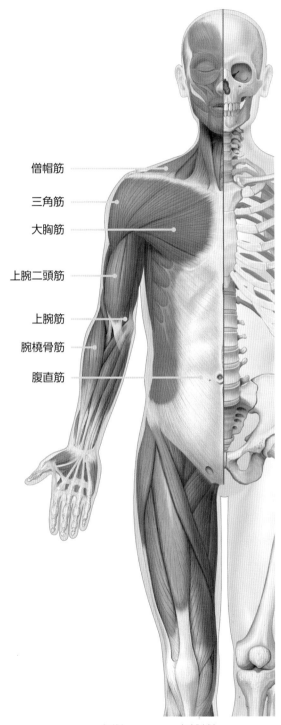

- 僧帽筋
- 三角筋
- 大胸筋
- 上腕二頭筋
- 上腕筋
- 腕橈骨筋
- 腹直筋

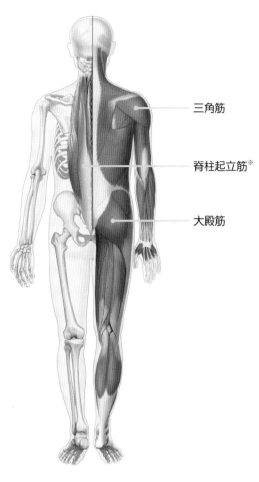

- 三角筋
- 脊柱起立筋※
- 大殿筋

※背中にある棘筋、最長筋、腸肋筋をまとめて「脊柱起立筋」と呼ぶが、いずれも体の深部に位置している

前屈姿勢になると

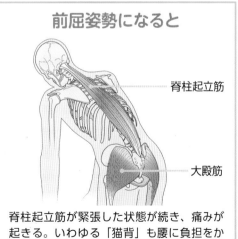

- 脊柱起立筋
- 大殿筋

脊柱起立筋が緊張した状態が続き、痛みが起きる。いわゆる「猫背」も腰に負担をかけてしまう

なぜ「埼玉医大式」で介助が楽になるのか

篠田裕介 （埼玉医科大学　医学部　リハビリテーション科　教授）

●介助で最も力を要するのは

　介助のとき、いちばん力が必要になるのは「起き上がって立つまで」の場面です。とりわけ、寝ている人を端座位（足をおろして腰かけた状態）まで導くのは大変です。相手を抱えて起こそうとすると大きな力が必要になり、とうてい動かせない場合もあります。

　ところが埼玉医大式で介助を行うと、たとえ相手が体の大きな人であっても、あまり苦労せず体を起こすことができます。なぜこんなことができるのでしょうか。

●手の平の向きで働く筋肉が変わる

　寝ている人をベッド上に起こすとき、介助者は必ず肘を曲げて要介護者の体を動かします。肘を曲げる筋肉には、上腕二頭筋と上腕筋、腕橈骨筋の３つがありますが、手の平を上（あるいは下）に向けて肘を曲げたときに働くのは、限られた筋肉だけです。

　ところが、内腕刀をつくって下の図のように肘を曲げると、上腕二頭筋、上腕筋、腕橈骨筋の３つの筋肉に加えて、大胸筋まで使うことができるのです。

起き上がり介助での腕の使い方

親指を肩につけるつもりで行う。詳しくは54ページ以降を参照

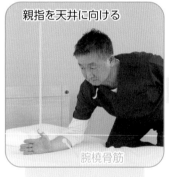

親指を天井に向ける

腕橈骨筋

内腕刀をつくる

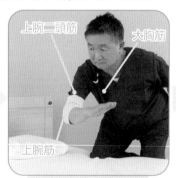

上腕二頭筋　大胸筋

上腕筋

肩のほうへ引く

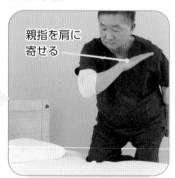

親指を肩に寄せる

体が起きる

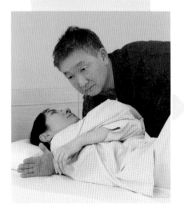

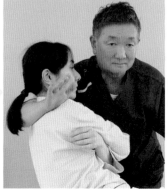

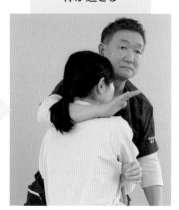

上体が起きたら、あとは片方の座骨を支点に利用者の体をぐるりとまわすので、大きな力は必要なくなります。埼玉医大式の介助技術では、このように、力が必要な場面でより多くの筋肉を動員できるようになっています。根津先生の指導のもと、講習で試してみて気づかされました。

リハビリや介護の専門職は、それぞれ、その人なりの介助技術を持っているはずですが、埼玉医大式の介助技術から得るところも大きいと思います。各現場で、既存の技術と融合させながら使うといいかもしれません。

感染予防にも役立つ新しい介助技術

光武 耕太郎（埼玉医科大学国際医療センター 感染症科・感染制御科 教授）

●いろいろな感染経路がある

感染症は、細菌やウイルスなどの病原体が体内に侵入して起こり、人や物を介して他の人へと広がっていくところが厄介な病気です。おもな感染経路は次の3つです。

感染経路と病原体

接触感染	感染者に触れた手指や、汚染された道具を介して病原体が広がる	ほとんどの抗菌薬耐性菌 ノロウイルス　など
飛沫感染	咳、くしゃみ、会話などのときに放出される飛沫（しぶき）を介して病原体が広がる	インフルエンザウイルス 新型コロナウイルス　など
空気感染	乾燥してごく小さくなった飛沫核が空気の流れに乗って広範囲に拡散して広がる	結核菌　麻疹ウイルス 水痘－帯状疱疹ウイルス　など

●感染予防につながる2つのメリット

身体介助は相手に触れなければ行えませんから、介助者は常に感染リスクにさらされますが、埼玉医大式の介助技術を使えば、感染のリスクを低減できる可能性があります。

まず、接触する面積と時間を減らせます。従来の方法だと、介助者は手の平で相手の体の一部を握ったり、体を大きく抱え込んだりしなければいけません。介助動作にも時間がかかりますが、動いている間に相手が咳をして、飛沫を浴びる可能性もあります。接触する面積と時間が減れば、そんな事態は避けられるかもしれません。

また、現場では、力を入れた拍子にマスクがずれる・エプロンが外れる、といったことが起こりますが、介助の最中に手を離して直すわけにはいきません。すると、せっかくの感染対策に隙ができてしまい、そこで運悪く病原体をもらってしまうおそれもあります。しかし、介助で強い力を入れる必要がなければ、隙はできにくくなるはずです。

●標準予防策とともに導入してもいい

たとえば寝返り介助が代表的ですが、埼玉医大式では手の平で握らず、ほとんど指で触

れるだけで介助を行います。余計な力を使わないので、短時間でスムーズに介助を終えられると、私も講座で実践して感じました。

　感染対策の基本は、手洗い・手指消毒・マスク着用などの「標準予防策」で、それに尽きると言っても過言ではないのですが、病院とは異なり、「生活の場」たる介護施設や家庭では、完璧な対策が難しい場合もあると思います。介助法を変えることで感染が減るかどうか、研究にもとづくエビデンスはまだありませんが、埼玉医大式の介助技術を導入して感染対策の一助とするのはいい考えだと思います。

安心・安全な現場をつくる役に立つ

川井信孝（埼玉医科大学国際医療センター　医療安全管理学　教授）

●介助で骨折事故が起こる可能性もある

　医療現場では、患者さんに好ましくない事象が発生することがあります。患者さんに実施される前に発見された場合は「ニアミス」、実施されてしまった場合は「インシデント」と呼びますが、患者さんが安心・安全な医療を受けられる環境を整えるために、事例収集、分析、対策立案などを主導し、インシデントが発生しにくい体制を整えるのが医療安全管理の仕事です。

　病院には、脳血管障害などが原因で長期臥床（長期間、寝たきりで安静）となる患者さんがいます。姿勢を変えないと褥瘡（床ずれ）ができるので、定期的に寝返りの介助を行いますが、高齢、麻痺、寝たきりという条件が重なると骨がもろくなり、軽い力がかかっただけで折れてしまう場合があります。

　このため本学では、介護を要する患者さんには細心の注意を払う必要があることを職員に啓発してきました。病院はスタッフの人数が多く管理がしやすいので、骨折・脱臼などの事故は稀ではありますが、リスクを意識しつつ介助する心理的負担は、決して軽くありません。

●事故につながらない痛みも問題

　また、現場ではインシデントとまでは言わないものの、ニアミスですませてはならない事象も起きます。たとえば、立ち上がり介助のときに患者さんが痛みを感じた、でも、調べてもケガなどはなかった、という事象がそうですが、安心・安全のためにはこうした事象も減らさねばなりません。

　埼玉医大式の介助技術は、介助を受ける人の身体の各部位に無駄な力を加えることなく座位への誘導や立ち上がりなどの動作ができます。骨折に限らず、先ほど挙げた「インシデント未満」の事象も減らせると思います。「ケガをさせてしまわないか」という介助者の不安も軽くなるでしょう。病院はもちろん、介護施設、介護事業所、各家庭でも、その価値を発揮する技術だと思います。

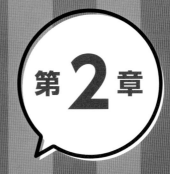

第2章

ベッドで体を
動かす・起こす

起居動作のうち、利用者をベッド上に座らせるまでを解説します。どの介助も、
接地面を減らし、「触れて」「まわす」ことにより行うのがポイントです

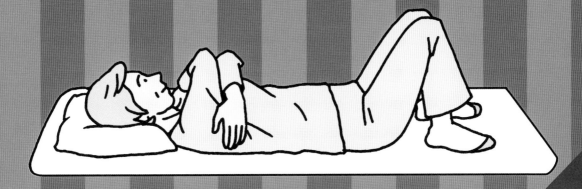

褥瘡(床ずれ)の予防には、定期的な体位交換が欠かせません。患者さんの看護や、体が衰弱したお年寄りのケアには必須です。腰を痛めず楽に行う方法を紹介します

基本的な寝返り介助
── 手前に寝返りをしてもらうとき ──

動画で見る

ポイント

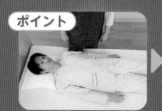

片膝をつく

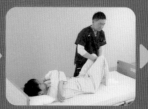

腕を交差し膝を曲げる

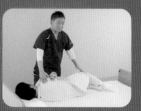

肩と膝を引く

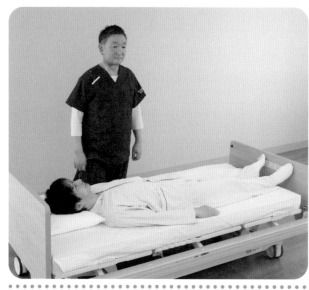

1 ベッドに片膝をつく

利用者の胸のあたりに膝をつきます
(枕に近いほうの脚の膝をつきます)

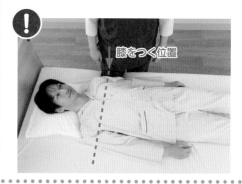

膝をつく位置

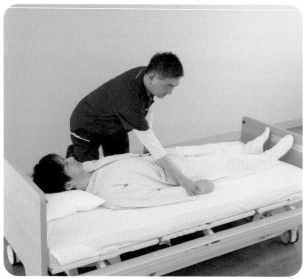

2 手首に触れる

利用者の両手首を、親指・中指・薬指で輪をつくって取ります

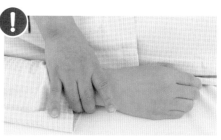

人差し指・小指は伸ばして、他の指でつくった輪を手首にひっかける

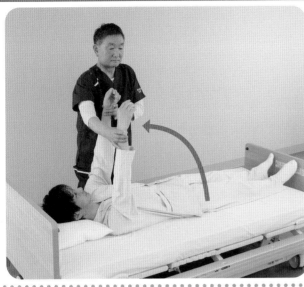

③ 両腕を肩まで上げる

利用者の肘を伸ばしたまま、その手首を弧を描くように肩の位置まで引き上げます

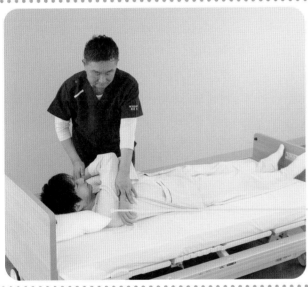

④ 交差させ手首をおろす

引き上げた腕を交差させ、利用者の肩口に手首をおろします。利用者の両肩がベッドから浮くくらい深く交差させましょう

> ❗ 肩が浮くことで接地面が減り、寝返りさせやすくなる

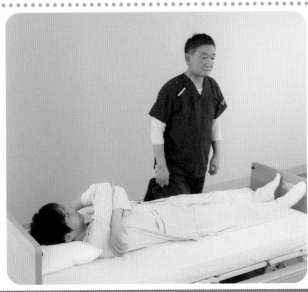

⑤ 利用者の膝の位置に移動

介助者は、利用者の膝のあたりに片膝をつき直します（手順❶と同じ側の膝をつきます）

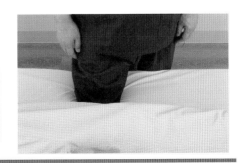

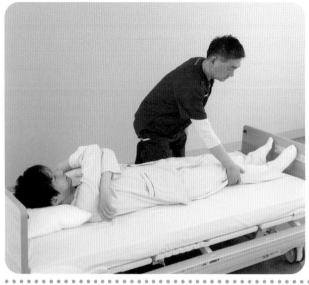

6 利用者の膝の裏に触れる

中指と薬指を曲げて、利用者の膝下に指を差し入れます

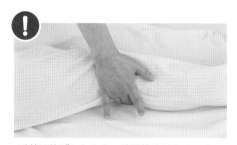

!

手首は伸ばしたまま、膝関節よりも1〜2cm下の位置に触れる

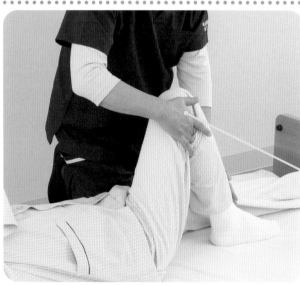

7 膝を曲げて立てる

利用者の膝を引いて立てます。真上ではなく、斜めに引き上げるのがコツです（介助者から離れた位置にある膝を最初に曲げます）

! 「利用者の頭のほうへ斜め45度に引く」イメージで行う

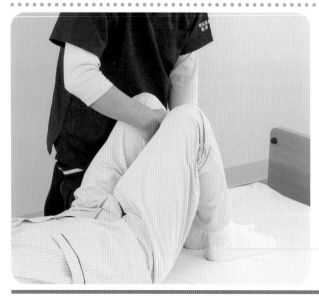

8 両膝を引き上げる

「膝裏に触れ、45度で引き上げる」要領でもう片方の膝も曲げます

! 両足をできるだけお尻に近づけておくと下半身がより小さくまとまる

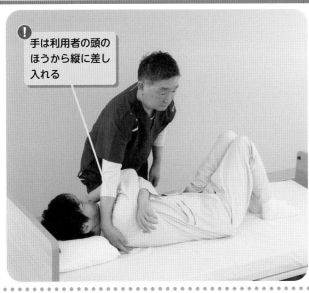

❗ 手は利用者の頭の
ほうから縦に差し
入れる

⑨ 手を肩に差し入れる

利用者の胸の位置に膝をつき直し、下
の写真のように手を差し入れます

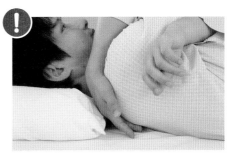

❗

中指・薬指で肩甲骨に軽く触れるだけにする

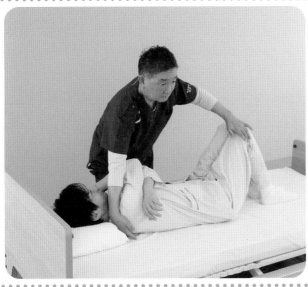

⑩ 膝に触れる

あいている手の中指・薬指で利用者の
膝に触れます

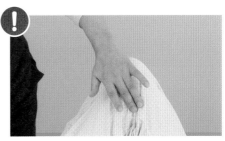

❗

中指・薬指だけで触れ、他の指は浮かせる

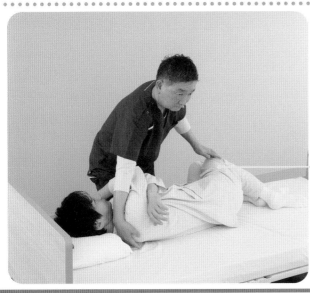

⑪ まず膝を引く

利用者の膝を指で手前に軽く引き、自
分のほうへ引き寄せるようなイメージ
で倒します

❗ 肩より先に膝を倒すこ
とで利用者の体にねじ
れをつくり、その力を
介助に利用する

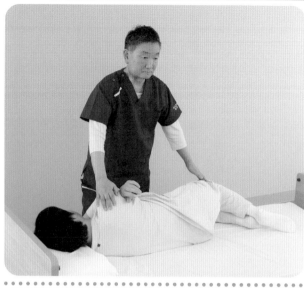

⑫ 肩に入れた指を引く

肩に差し入れた手を自分のヘソのほうへ引きます。体がねじれているので、利用者の上半身が下半身についていこうとして寝返り動作が生じます

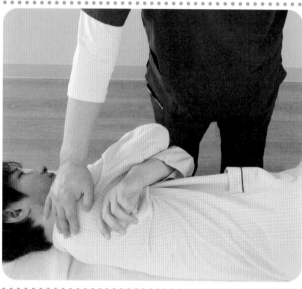

⑬ ベッドから介助者の膝をおろす

利用者の腕にぶつからないよう、動きに合わせて介助者はベッド上についていた膝をおろします

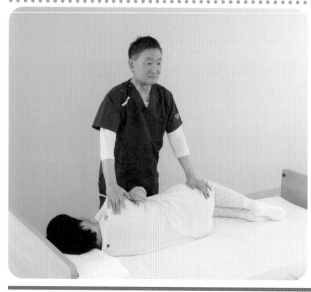

⑭ 寝返り後の姿勢を保持

寝返りが完了したら、利用者の肩と骨盤を上から軽く押さえて姿勢を維持しましょう（詳しくは48ページ参照）

奥へ寝返りをしてもらうとき

手順⑧（両膝を引き上げる）までを行った後、以下のように進めます

⑨ 手前の肩に手を差し入れる

利用者の胸の位置に片膝をつき、手前の肩に手を差し入れます

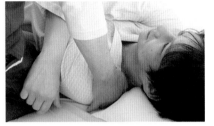

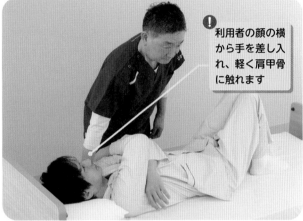

❗利用者の顔の横から手を差し入れ、軽く肩甲骨に触れます

⑩ 中指・薬指で膝を押す

もう片方の手で手前から利用者の膝に触れ、奥へ押します

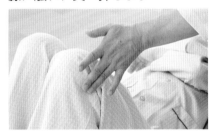

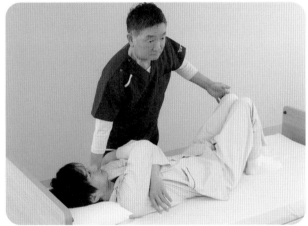

⑪ 膝が倒れるほうへ肩を押す

膝が倒れたら、肩に差し入れた手で利用者の肩甲骨を軽く押します。下半身がねじれると上半身がそれについていき、寝返り動作が生じます。介助後は肩と骨盤を押さえて姿勢保持に入りましょう

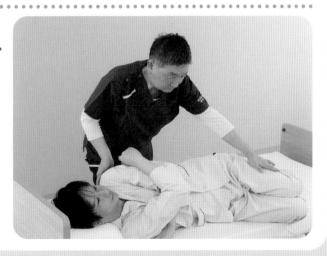

腰痛がひどい介助者におすすめです。サイドレールを抜いたり挿したりする動作が負担になる場合は、ここで紹介する介助法でサイドレールありのまま体位交換を行いましょう

寝返り介助

──サイドレールを残したまま行う場合──

動画で見る

ポイント

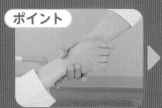

手首を取る

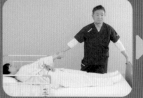

腕を一直線にする

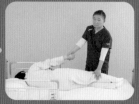

自分のヘソへ引く

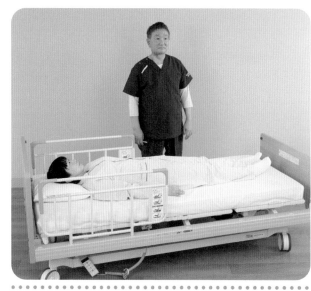

① 寝返りさせる側に立つ

まず介助者が、利用者を寝返りさせたいほうに立ちます

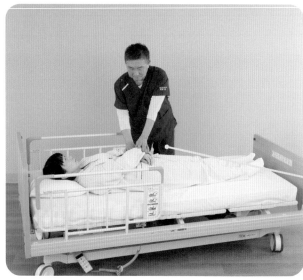

② 利用者の腕をお腹の上で交差

ベッドに片膝をつき、利用者の手首を親指・中指・薬指で取って、お腹の上で交差させます（介助者から遠いほうの腕を上にします）

! ここでは利用者の頭から遠いほうにある膝をつくこと

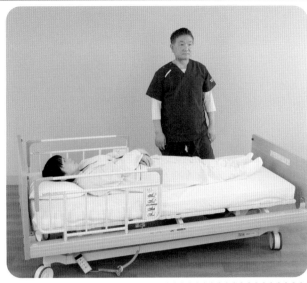

③ ベッド上に片膝をつき直す

介助者は、手順②と同じ側の膝をつき直します

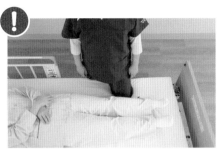

利用者のすねの付近につくとよい

④ 下から手首を取る

利用者の上の腕の手首を、下から親指・中指・薬指で取ります

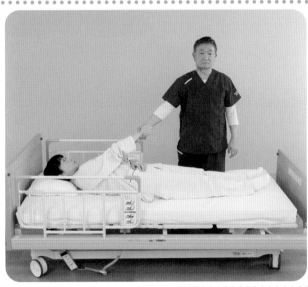

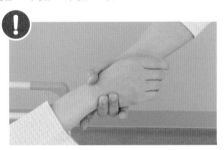

必ず下から取る。上から手首をつかむのは避けること

⑤ 腕を一直線にする

介助者が膝の位置を調節して、利用者と自分の腕が一本の棒のようにまっすぐになるようにします

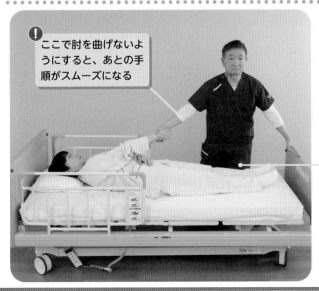

ここで肘を曲げないようにすると、あとの手順がスムーズになる

必ずこちらの膝をついておくこと

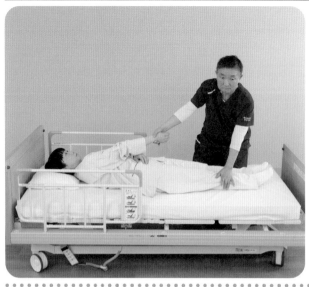

⑥ 利用者の脚に触れる

腕を一直線にしたまま、あいている手を利用者のすねに添えます

❗

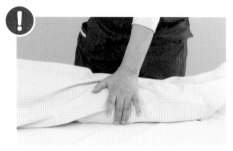

中指・薬指の先でふくらはぎに触れ、他の指は浮かしておく

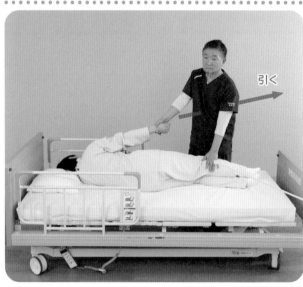

引く

⑦ 介助者のヘソのほうへ腕を引く

介助者は肘を曲げ、利用者の腕を自分のヘソに向けて引きます。手順⑤で腕が一直線になっていれば、引く力が効率よく伝わって寝返り動作が生じます

❗ 脚に触れた手は手前に引き寄せる

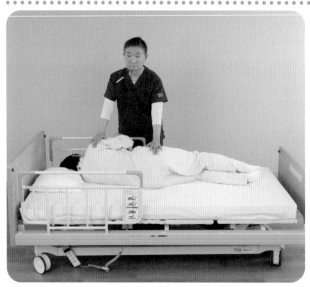

⑧ 姿勢を維持する

利用者にサイドレールをつかんでもらい、介助者が骨盤を押さえれば体勢を維持できます。サイドレールをつかめない利用者の場合は、48ページの方法を参考にして側臥位（横を向いて寝た状態）を維持しましょう

ベッド上の患者の本音、教えます

根津良幸

埼玉医科大学医学教育センター　客員教授
「看護技術・介護技術プロジェクトを推進する会」実行委員長

●ある日、私は脳梗塞で要介護度5になった

　30代後半のころ、私は脳梗塞で倒れ左半身麻痺になりました。「左半身麻痺」と言うと、みなさんは、体の左半分だけが動かない（でも、右半分は動く）状態を想像するかもしれません。現実はまったく異なります。体の部位によっては右半身まで麻痺がおよんでいる箇所もあり、全身がしびれているような感じがしました。急性期には、右手にもまったく力が入りませんでした。

　麻痺があるので起き上がれません。一日のほとんどをベッド上で寝て過ごすことになり、すぐ褥瘡（床ずれ）ができました。とくに患側（麻痺側）にはあっという間にできたのです。褥瘡の痛みはまさに地獄で、寝返り介助の大切さを実感しました。でも、全身がしびれているので、介助で寝返りをしたり、ベッド上に起こされたりするのが苦痛でたまりませんから、無意識のうちに体に力が入って、介助に抵抗してしまいました。

●サイドレールが私の命綱。必死でしがみついた

　いったん介助で体を起こされると、サイドレールが私の「命綱」になります。サイドレールを握らないと患側へ倒れるので、必死でしがみつきます。サイドレールには私の全体重がかかり、すっかり変形して抜けなくなりました。本書に「サイドレールあり」の介助法を載せたのは、それが患者さんにとってどれほど大切なものか、私が身をもって知っているからです。

●妻の負担、そして自分の負担を減らすために

　急性期をすぎ、退院して帰宅すると、新たな困難が待っていました。暖かい日はいいのですが、気温が下がると麻痺が強くなり、より手厚い介助が必要になります。我が家で介助にあたれるのは妻だけでしたが、彼女はヘルニアを患っていて、日によって腰の調子がよかったり悪かったりします。しかも当時は子どもが生まれたばかりで、育児もせねばなりませんでした。

　そんなとき、枕元にたまたま置いてあった少林寺拳法の教科書を読み、そこから想を得て、必死に考え続けてできたのが、本書で紹介する介助の技術です。妻に筆談で手順を伝えて介助してもらい、リハビリに励んだ結果、私は自力で歩けるまでになり、仕事に復帰することができました。今の私があるのは、本書で紹介する介助法のおかげといっても過言ではありません。

「寝返り介助はうまくできたのに、手を離したら元に戻ってしまった」という残念な経験はありませんか？　そんな失敗を防ぐ簡単な方法を紹介します

寝返り後の姿勢を保つ

動画で見る

ポイント

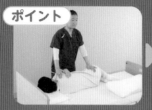

肩と骨盤に触れる

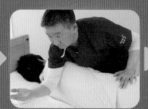

肘で挟み込む

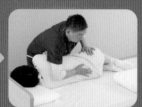

腕を背骨に当てる

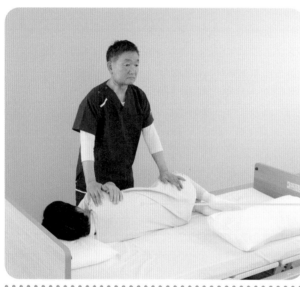

❶ 肩と骨盤に触れる

側臥位（横向きで寝た状態）は、手の平で肩と骨盤に上から軽く触れるだけで維持できます。姿勢保持クッションを入れる場合は、手順❷へ進みます

> ❗ 次のケアに移る前に、利用者の体勢が安定するまで必ず数秒待つようにする

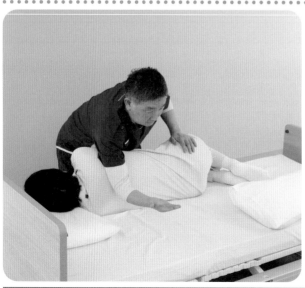

❷ 肘を背中に当てる

腕を直角に曲げ、かがみ込んで利用者の背骨と肩甲骨の交点に肘を当てます

> ❗ 利用者との距離が離れている場合は、利用者の頭のほうにある脚の膝をベッド上について行うとよい

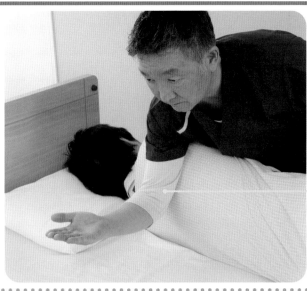

③ 手を開いて挟み込む

介助者は手の平を開いて上に向け、肘と自分の体で利用者を軽く挟み込むようにします

❗ 強く押すと利用者が苦痛を感じるので、やさしく当てること

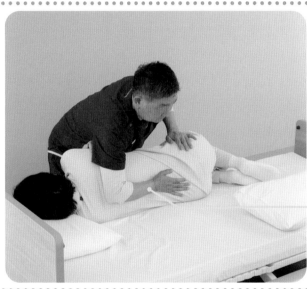

④ 前腕を背中に当てる

背中に当てた腕を倒し、前腕で利用者の上半身を支えます。背骨に沿ってまっすぐ腕を当てましょう

❗ 手首をそらせて手の平を背中につけないようにする

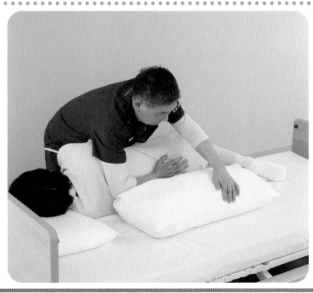

⑤ クッションを入れる

利用者の骨盤を押さえていた手を離し、姿勢保持クッションを取って、背中に入れます。その後、クッションに利用者の体をもたせかけておけば、介助者が手を離しても側臥位を維持できます

寝たきりの人を横に動かすのは、たとえ数センチの移動であっても大変なことです。しかし、ベッドを背上げするだけで、腰に負担をかけず楽に位置の変更ができます

寝ている位置を横にずらす

ポイント

動画で見る

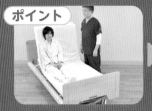
ベッドを背上げ

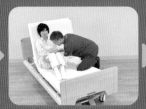
両膝を曲げる

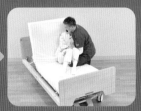
体を傾け引き寄せる

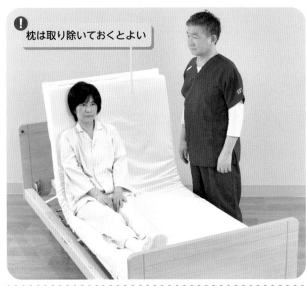

枕は取り除いておくとよい

1 ベッドを背上げする

ベッドの背をできるだけ高く上げます（利用者が痛みや息苦しさを感じるようであれば、上げられるところまでで構いません）

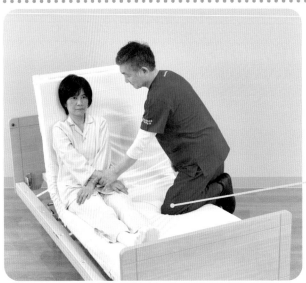

2 両腕を交差させる

介助者はベッド上に片膝をつきます。次に親指・中指・薬指で利用者の両手首を取り、お腹の前で交差させます

利用者の頭から遠いほうにある膝をつくこと

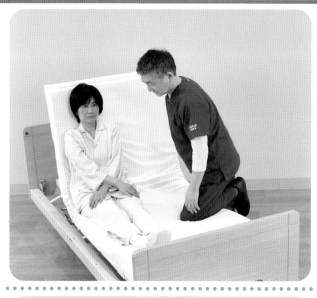

③ 利用者の膝の位置に移動

利用者の膝の位置まで下がって手順❷と同じほうの膝をつき直します

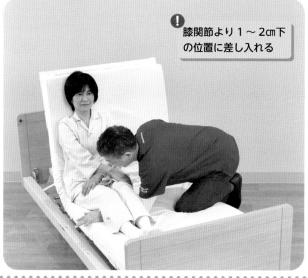

> ❗ 膝関節より1〜2cm下の位置に差し入れる

④ 膝下に片腕を入れる

介助者がかがんで、写真のように利用者の膝の下に片腕を深く差し入れます

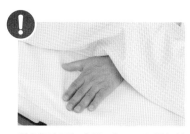

> ❗

手の平を下に向けてシーツに押し付けたまま滑り込ませる

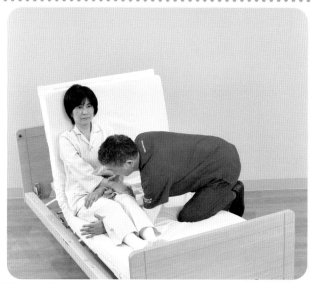

⑤ 親指を天井に向ける

手順❹で差し入れた腕をまわし、手の平をベッドに対して垂直に立てて親指を上に向け、内腕刀をつくります

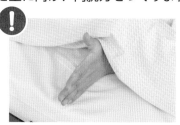

> ❗

手首をしっかり伸ばし、五指をピンと張ること

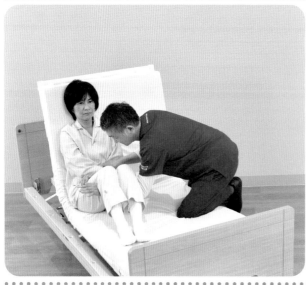

⑥ 両膝を曲げる

差し入れた腕を斜め45度の角度で上に引き上げ、利用者の両膝を曲げます

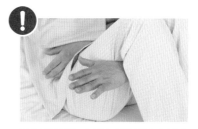

手の平を下に向けながら引き上げるとよい

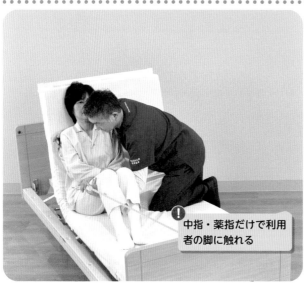

⑦ 肩口に手を差し入れる

介助者は、あいている腕を利用者のうなじから深く差し入れ、中指と薬指で肩に触れます

中指・薬指だけで利用者の脚に触れる

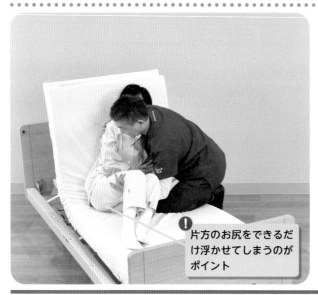

⑧ 利用者を傾ける

そのまま利用者の上半身だけを自分のほうに引き付け、斜めに傾けます

片方のお尻をできるだけ浮かせてしまうのがポイント

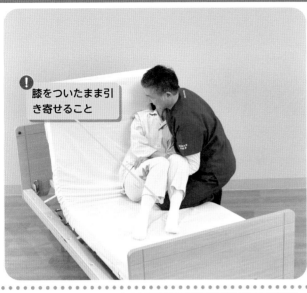

! 膝をついたまま引き寄せること

⑨ 利用者を手前に引き寄せる

介助者は、自分の体重を後ろのほうへかけて利用者の体を手前に引き寄せます

! 手順⑧ができていれば接地面が片方の座骨だけになっているので、簡単に動く

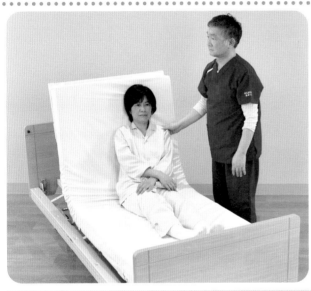

⑩ 膝をおろして完了

利用者を完全に引き寄せ終わってから介助者が膝をおろします。最後に利用者の膝を伸ばせば、位置の変更は完了です

意外と大事な「視線の方向」

　重いものを動かしたり、持ち上げたりするときは、あえて対象物から視線を外すようにしてください。そのほうが、対象物を見ながら動かすよりも軽く感じるはずです。

　たとえば寝返り介助で利用者の膝を引き上げるときや、寝ている位置をずらすため利用者の体を引き寄せるときは正面を見て行ってください。

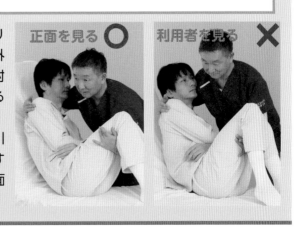

正面を見る ○　　　利用者を見る ✕

リハビリ、食事、口腔ケアなど、利用者にベッド上に座ってもらう機会は一日のなかにたくさんあります。だからこそ、ここで紹介する「腰に負担をかけない」介助法で行いましょう

ベッド上に座ってもらう

——介護度が低い利用者の場合——

動画で見る

動画で見る

ポイント

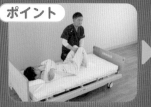

腕を交差し膝を曲げる

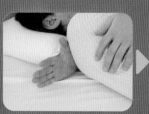

肩に内腕刀を入れる

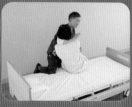

肩・膝を引いて回転

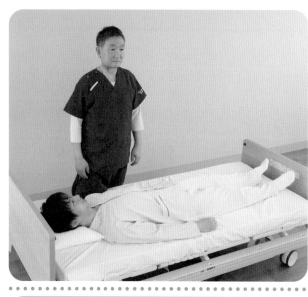

① ベッドに片膝をつく

利用者の胸あたりに片膝をつきます（枕に近いほうの脚の膝をつきます）

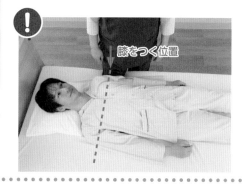

膝をつく位置

② 利用者の手首を取る

親指・中指・薬指で利用者の両手首を取り、弧を描くように肩の位置まで引き上げます

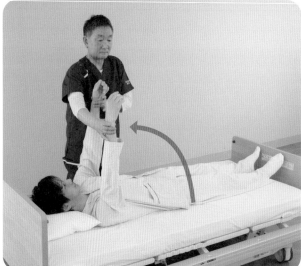

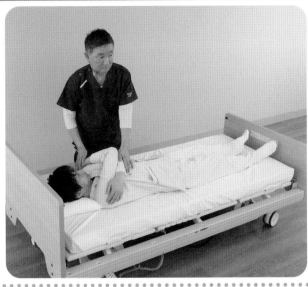

③ 腕を交差させる

利用者の両腕をゆっくりおろして肩のあたりで交差させます。利用者の両肩がベッドから浮くくらい深く交差させるとよいでしょう

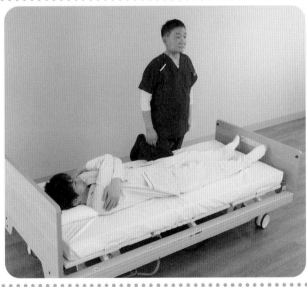

④ 移動して片膝をつく

利用者の膝のあたりに移動して、もう一度ベッドに片膝をつきます

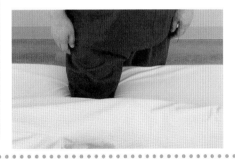

⑤ 利用者の膝の裏に触れる

中指と薬指を曲げて、利用者の膝下に差し入れます

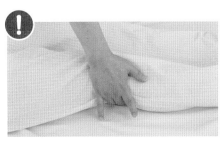

手首は伸ばしたまま、膝関節よりも1〜2cm下の位置に触れる

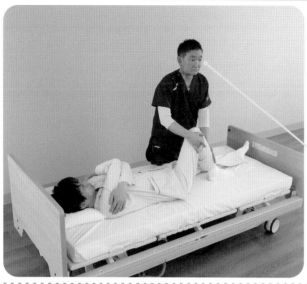

6 膝を引き上げる

膝を、利用者の頭の方向へ、斜め45度の角度で引きます。こうすると利用者の膝を楽に曲げられます

❗ 視線を膝に落とさず真正面を見据えたまま行うとよい

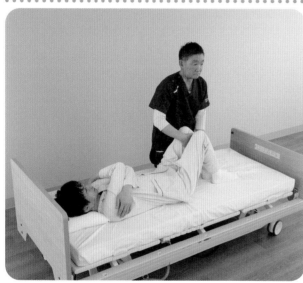

7 両膝を曲げる

手順❺～❻の要領で、利用者の両膝が曲がった状態をつくり、下半身の接地面を減らしておきます

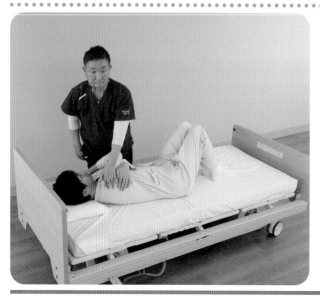

8 肩を上げて隙間をつくる

利用者の胸あたりに片膝をつき直し、奥のほうの肩を手前に引きます

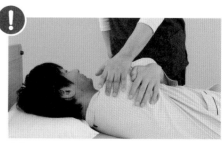

中指・薬指で軽く触れて引き寄せる

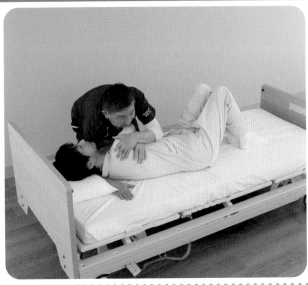

⑨ 腕を差し入れる

肩とシーツの間にできた隙間から、あいている腕を深く差し入れます

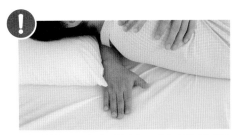

手の平を下に向け、手をシーツに押し当てて滑りこませる

⑩ 腕を回転させ内腕刀をつくる

腕を回転させて親指を上に向け、手の平を開いて内腕刀をつくります

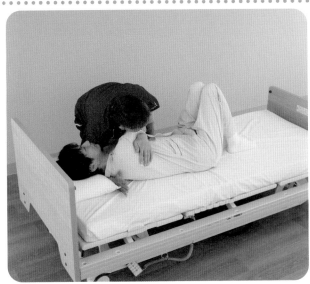

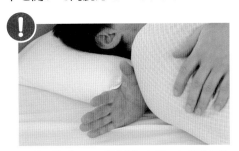

手首を伸ばし、五指をピンと張った状態を維持すること

⑪ 利用者の膝に触れる

介助者は、あいている手を利用者の膝に添えます

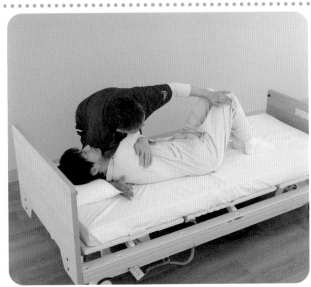

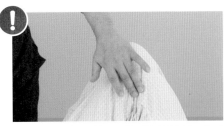

中指・薬指だけで触れ、他の指は浮かせておくこと

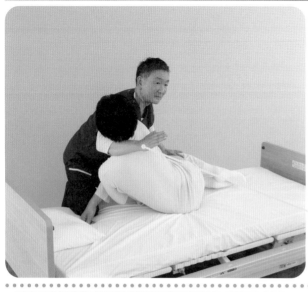

⑫ 利用者の肩と膝を引く

触れた指で膝を手前に引いて、利用者の脚をベッド下へ導きます。同時に、介助者が上体を起こしながら、肩口に差し入れた腕の肘を曲げて、親指を自分の反対の肩へ引き寄せていきます

❗ 五指はピンと張った状態を維持し、内腕刀で支える

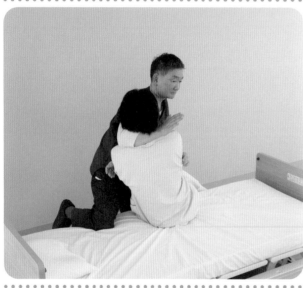

⑬ 利用者の上体が起き上がる

親指を自分の肩にくっつけるつもりで内腕刀をグッと引き寄せていき、利用者の体をまわします

❗ 利用者の体が座骨を支点に回転しながら起き上がる

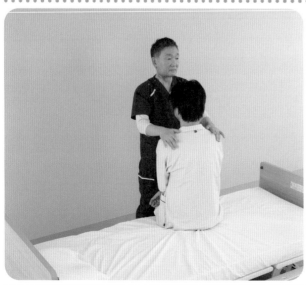

⑭ しばらく座位を保持

利用者がベッド上に座ったら、次のケアに移る前に数秒間、座位を保持しましょう（座位の保持については68ページ参照）

うまく上体を起こすコツ

次の3つを押さえれば、利用者に苦痛を与えない安全な介助ができます

❶膝をつく位置は胸のあたりで

左の写真のように膝を利用者のお腹のあたりにつくと、体を起こすことができません。少し窮屈（きゅうくつ）に感じても、右の写真のように胸あたりに膝をついて行いましょう

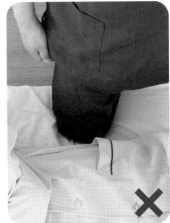
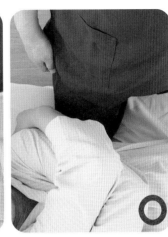

❷腕を肩に差し込むときは

介助者は、必ずシーツに手の平を押し当てて腕を滑り込ませます。手の平を天井に向けたままだと、長髪の利用者の場合、左の写真のように指が髪に絡まってしまうからです

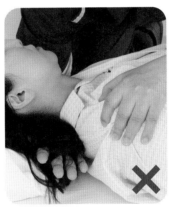
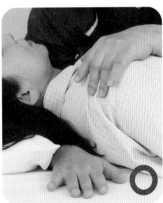

❸肩を抱かず内腕刀を維持

腕を差し込んだあと左の写真のように手首を曲げると「抱える」動作になってしまい、利用者の体を動かせません。手の平を開き五指を張った内腕刀の状態を、介助の最後まで維持するのが大切です

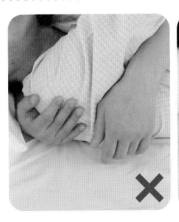
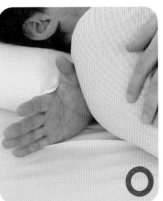

上体起こし②

サイドレールは、重症の患者さんにとっては欠かせない「支え」になっていることもあります。サイドレールを残したまま上体を起こす方法も覚えておきましょう

ベッド上に座ってもらう
──サイドレールを残したまま行う場合──

動画で見る

ポイント

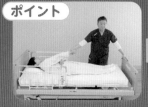
腕を一直線にする

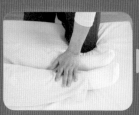
両足首を押さえる

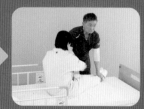
引き寄せて回転

---

① 座らせたいほうに介助者が立つ

まず、利用者に座ってもらいたいほうに介助者が立ちます（利用者の太腿のあたりに立つといいでしょう）

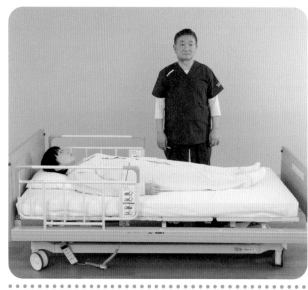

---

② 利用者の腕をお腹の上で交差

ベッドに片膝をつき、利用者の手首を親指・中指・薬指で取ってお腹の上で交差させます（介助者から遠いほうの腕を上にします）

❗ 手首を取るときは必ず利用者の頭から遠いほうにある膝をつくこと

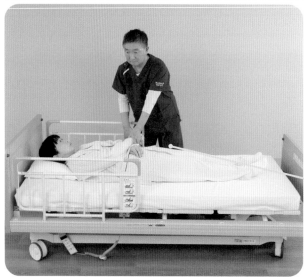

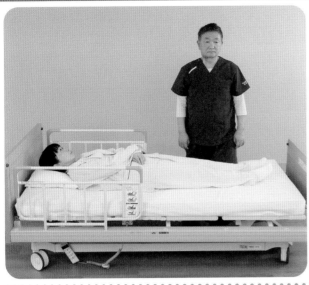

③ ベッド上に片膝をつき直す

利用者のすねのあたりに膝をつき直します

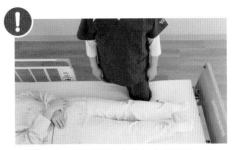

利用者の頭から遠いほうにある膝をつく

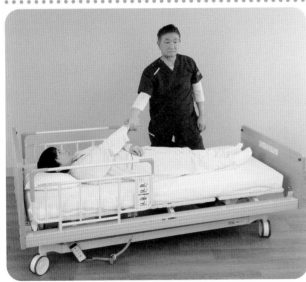

④ 下から手首を取る

利用者の上の腕の手首を、下から親指・中指・薬指で取ります

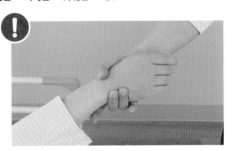

必ず下から取る。上から手首をつかむのは避けること

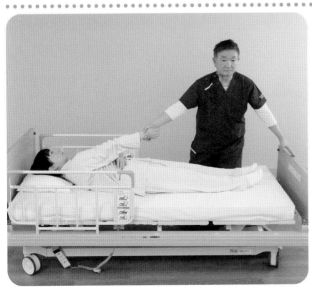

⑤ 腕を一直線にする

介助者が膝をつく位置を調節して、利用者と自分の腕が一本の棒のようにまっすぐになるようにします

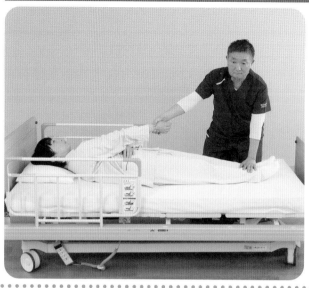

6 利用者の両足首を押さえる

腕を一直線にしたまま、介助者は、あいている手で利用者の両足首を上から軽く押して固定します

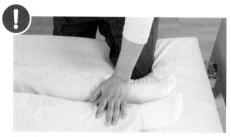

強く押さえすぎないようにする

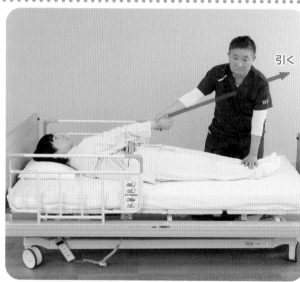

引く

7 利用者の手首を引く

介助者は足首を押さえたまま、利用者の手首を自分の胸のほうへ引きます

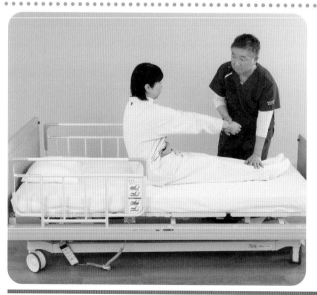

8 後ろに体重をかけて上体を起こす

両足首を固定したまま、介助者が後ろに体重をかけていくと利用者の上体が起き上がります

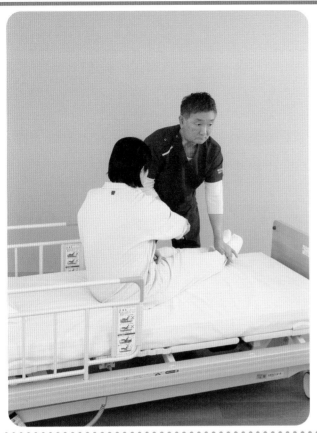

⑨ 脚をベッド下に導く

利用者の上体が45度以上起きたところで、介助者は、足首を押さえていた手を利用者のすねに当て直し、手前に引き寄せてベッド下に導きます

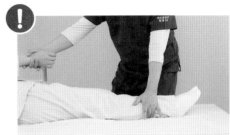

中指・薬指の先でふくらはぎに触れ、他の指は浮かしておく

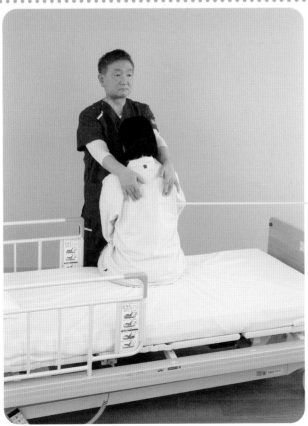

⑩ 起き上がりが完了

利用者の下半身がベッド上で90度回転し、起き上がりができます

しばらく利用者の座位保持を行うこと（68ページを参照）

重症の患者さんや手厚い介護が必要な高齢者に適した介助法です。ベッドを背上げするだけで、利用者・介助者双方の負担を減らせます

ベッド上に座ってもらう
——介護度が高い利用者の場合——

動画で見る

ポイント

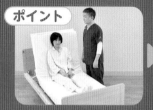

ベッドを背上げ

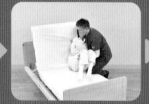

利用者を傾け引き寄せる

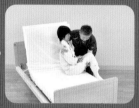

回転させて足をおろす

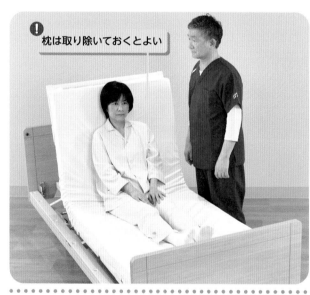

❗ 枕は取り除いておくとよい

1 ベッドを背上げする

ベッドの背をできるだけ高く上げます。高く上げるほど介助者の負担は減りますが、利用者が痛みや息苦しさを感じない程度にしておきます

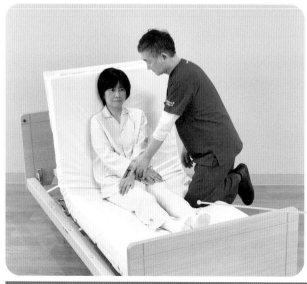

2 両腕を交差させる

介助者はベッド上に片膝をつきます。次に親指・中指・薬指で利用者の両手首を取り、お腹の前で交差させます

❗ 利用者の頭から遠いほうの膝をつく

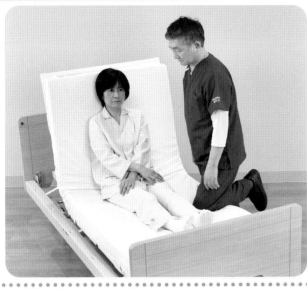

③ 利用者の膝の位置に移動

利用者の膝の位置まで下がって手順❷と同じほうの膝をつき直します

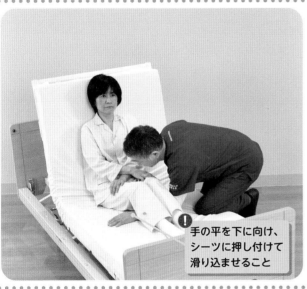

手の平を下に向け、シーツに押し付けて滑り込ませること

④ 膝下に片腕を入れる

介助者がかがみこみ、写真のように利用者の膝下に片腕を深く差し入れます

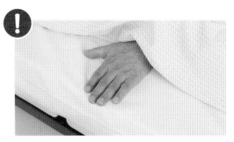

膝関節より1〜2cm下の位置に差し入れる

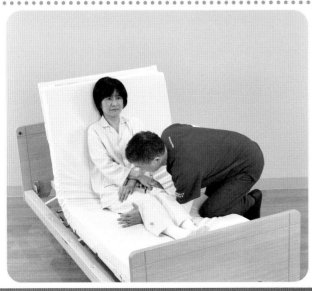

⑤ 親指を天井に向ける

手順❹で差し入れた腕をまわし、手の平をベッドに対して垂直に立てて親指を上に向け、内腕刀をつくります

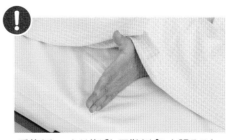

手首をしっかり伸ばし五指をピンと張ること

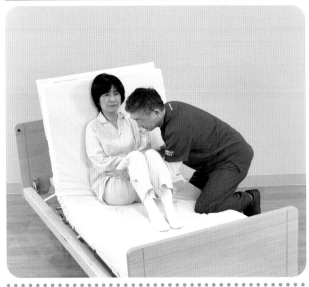

6 両膝を引き上げる

差し入れた腕を回転させ、手の平を下に向けながら両膝を引き上げます

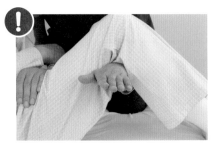

45度の角度で斜め上に引き上げるつもりで行うとよい

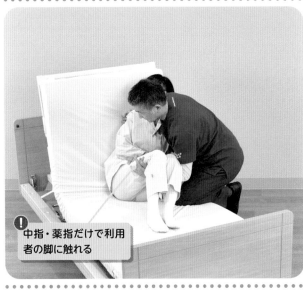

中指・薬指だけで利用者の脚に触れる

7 利用者の上半身を引き付ける

介助者は、あいている腕を利用者のうなじから差し入れ、中指と薬指で肩に触れます。そして軽く手前に引き、利用者の上半身を引き付けて、利用者の体を傾けます

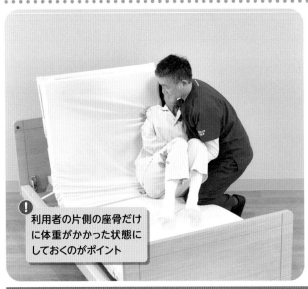

利用者の片側の座骨だけに体重がかかった状態にしておくのがポイント

8 利用者を引き寄せる

ベッド上に片膝をついたまま、介助者は利用者の体をベッドの端まで引き寄せます

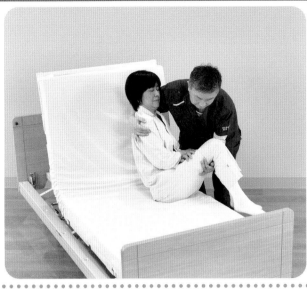

⑨ 利用者を回転させる

利用者の脚を手前に引き寄せて、体を回転させます。片側の座骨を支点に、コマを回すイメージで行いましょう

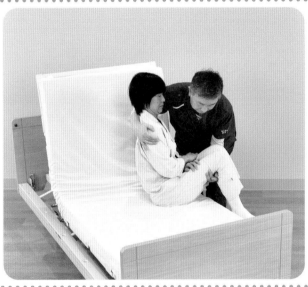

⑩ 脚をベッド下におろす

利用者の体を90度回転させ、その脚を床にそっとおろしていきます

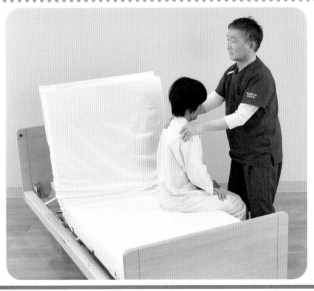

⑪ 起き上がりが完了

利用者がベッド上に座ったら、介助者はすぐ座位の保持を行います（68ページを参照）

長時間横になっていた人は、座った直後にふらつきやめまいを感じ、倒れることがあります。介助者が支えて、座位に慣れてもらってから次のケアに移りましょう

座った姿勢を維持する

動画で見る

ポイント

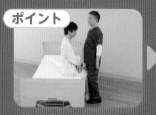

前に立ち脚をはさむ

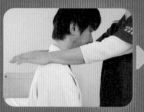

手首を肩に置く

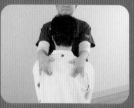

肩甲骨の内側に触れる

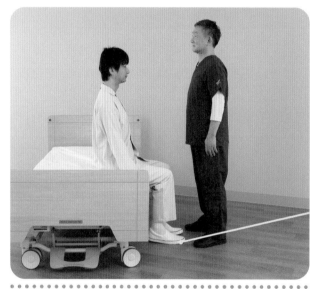

① 利用者の前に立つ

座位になってもらったあと、介助者は利用者の真正面に立ちます。利用者には両脚を閉じてもらいましょう

! 自分で脚を閉じるのが難しい場合は、75 ページの方法で介助者が脚を閉じる

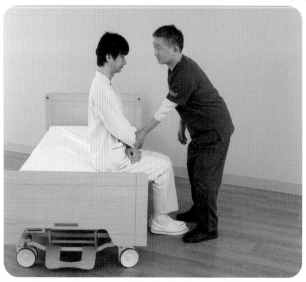

② 腕を交差する

親指・中指・薬指で利用者の手首を取り、お腹の前で交差させます。まず利用者の利き手を、次にもう一方の手を動かすようにしてください

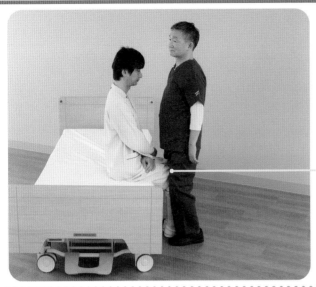

③ 利用者の脚を挟む

介助者は、利用者の両脚を自分の両膝でしっかり挟んで固定します

❗ ベッドにできるだけ近づき、利用者の膝から下全体を挟むとより安定する

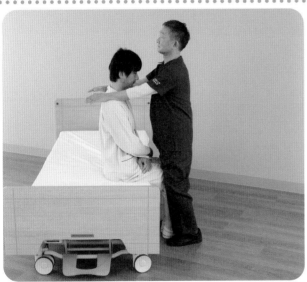

④ 利用者の肩に手首を置く

利用者の左右の肩に自分の両手首を置きます

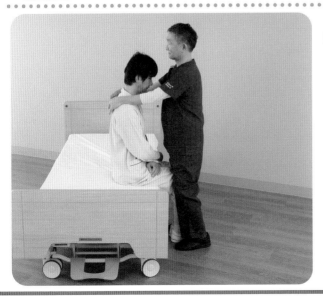

⑤ 肩甲骨の内側に触れる

手首から先を垂らして、中指・薬指で肩甲骨の内側に軽く触れます。利用者の体を手前にほんの少し引き寄せ、上体をまっすぐにして安定させましょう

座位を保持するときはここに触れる

座位保持の最大のポイントは触れる位置なので、練習してよく覚えましょう

手を肩のどこに置けばいいか

写真のように、やや首寄りの位置に置きます。利用者の肩の最も盛り上がった位置に、自分の手首の関節を置くイメージです

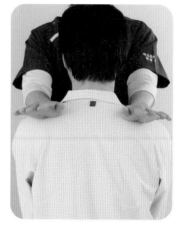
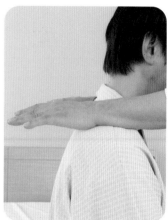

触れるのは肩甲骨の内側

手首から先を垂らして指を自然に伸ばすと、左右の肩甲骨の内側に中指と薬指が届くはずです。その部分に指先で軽く触れます（強く触れると痛みを与えてしまうので注意）

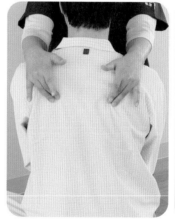
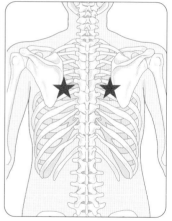

ベッドが高くても使える方法

ER（救命救急センター）などベッドが高い場合でも、介助者が自分のお腹で患者の両脚を押さえたまま、正しい位置に触れれば座位保持ができます

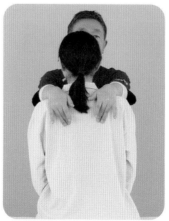
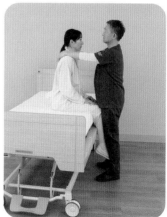

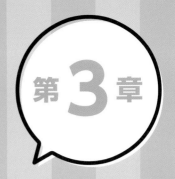

第3章

座位から立ち上がる

立ち上がり介助は、利用者の体格や健康状態を考慮して使いわけるといいでしょう。大切なのは、どの方法を使った場合でも、必ず立った後しばらく体位保持を行うことです。主要な体位保持の技術は第4章で解説しますが、本章の動画でも著者がいろいろな方法を実演しているので参照してください

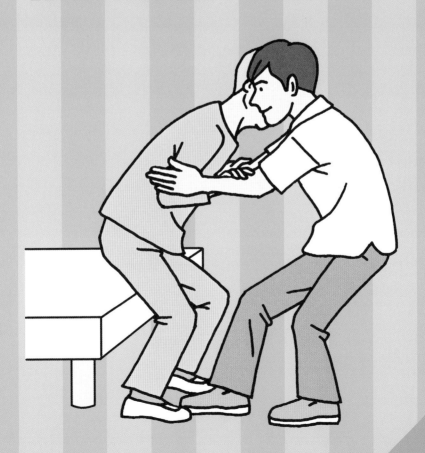

介護度が低く、少ないサポートで立ち上がれる利用者に適した介助法です。利用者の腕に左右から圧迫をかけ、両腕を体幹に密着させて行うのがポイントです

介護度が低い利用者に
──手引きによる立ち上がり──

動画で見る

ポイント

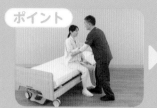

片足を出し腕に触れる

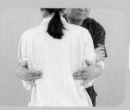

左右から軽く圧迫

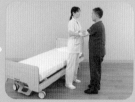

真後ろに下がる

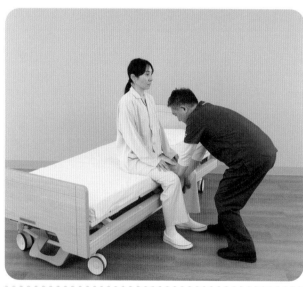

① 脚を開いてもらう

利用者に脚を肩幅程度に開いてもらいます（自分で脚を開くのが難しい場合は75ページの方法で介助者が開きます）

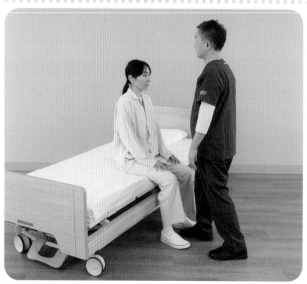

② 1歩踏み出す

利用者の足の間に、介助者が片足を1歩踏み出します

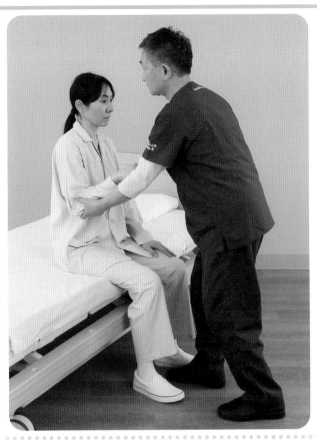

③ 左右の肘に 下から触れる

手の平を上に向けて下から利用者の肘に触れ、その前腕を介助者の前腕で支えます（利用者の利き手から始め、両腕を取ります）

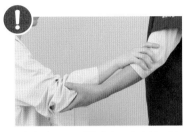

前腕がうまく重ならないときは、腕を外まわしに小さくまわすとよい

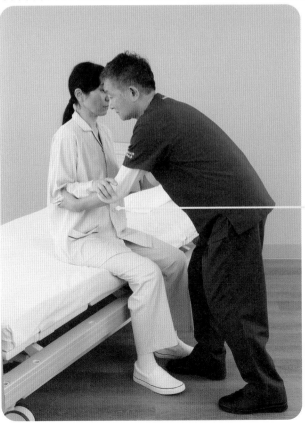

④ 両肘を脇腹へ

介助者が左右から軽く圧迫して、利用者の両肘を脇腹につけます

利用者の両腕が体の横についていないとうまく立ち上がれないので注意

第 3 章

座位から立ち上がる

73

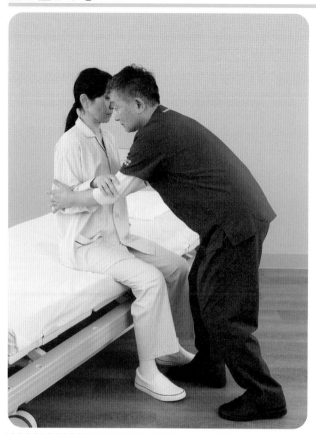

❺ 肘の上に手を
あて直す

肘から手を離し、肘関節の上に移動させ、左右から軽く圧迫して腕を脇腹に密着させます。次の手順の前に「では立ちますよ」と利用者に声をかけましょう

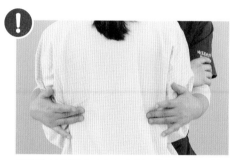

可能なら写真のように中指・薬指で利用者の背中に触れる

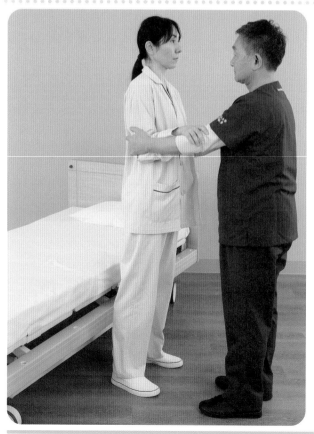

❻ 前に出ている
足を引く

圧迫したまま、介助者が前に出ている足を下げて両足をそろえます。すると利用者の上体が前に傾いて崩れ、自然に立ち上がります（このあと必ず体位保持を行います。動画や第4章を参照）

立ち上がりを成功させるコツ

足の位置に注意すると立ち上がり介助がスムーズになります

❶利用者に脚を開いてもらう

介助者が手の平を外に向け、両腕を利用者の膝の間に深く差し入れます。そのまま腕全体を使って利用者の脚を左右に押すと脚が開きます

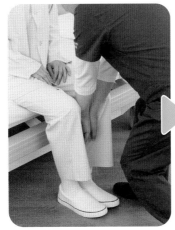
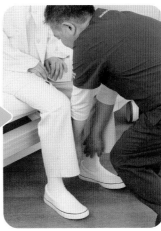

❷利用者に脚を閉じてもらう

利用者の両脚のくるぶしに中指と薬指で触れます。そのまま腕全体で利用者の両すねを押すと脚が閉じます。自分の肘で利用者の膝関節を押すイメージで行うといいでしょう

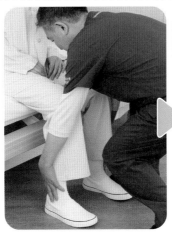
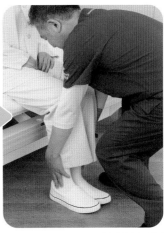

❸介助者の足の位置に注意

立ち上がり介助の多くは、介助者が前後に脚を開いて行います。写真のように、利用者のつま先を結んだ線を一辺とする正三角形の頂点に、前に出した足のかかとを置くと、スムーズに立ち上がれます

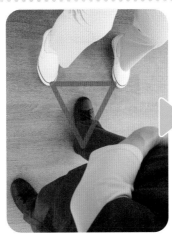
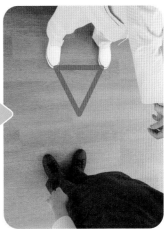

介護度に関係なく、利用者と介助者の体格が同じくらいのときにおすすめの介助法。腕を自分の肩あたりまで上げられる人であれば、誰にでも使うことができます

体格差がない利用者に

── 背中に手をまわして立ち上がり ──

動画で見る

ポイント

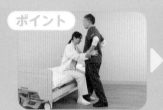
利用者の手を腰に

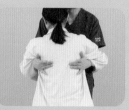
背中に触れる

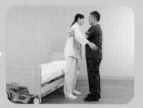
後ろに下がる

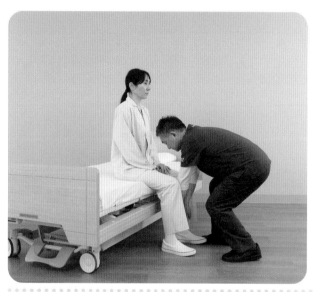

1 利用者の両脚を開く

利用者に両脚を肩幅程度に開いてもらいます

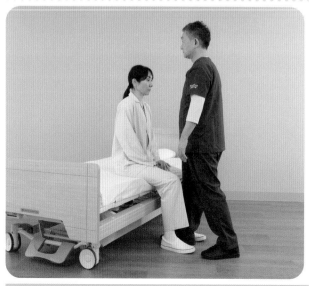

2 正面に立ち1歩踏み出す

利用者の正面に立ち、片足を1歩だけ踏み出します

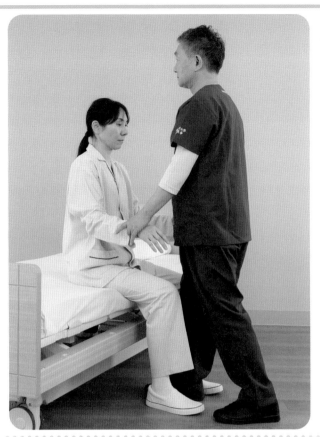

③ 手首に触れる

利用者の両手首を、親指・中指・薬指で取ります

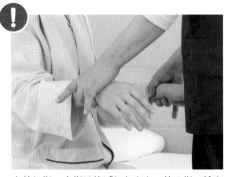

人差し指・小指は伸ばしたまま、他の指で輪をつくってそれを利用者の手首にひっかける

④ 両手を腰に引き付ける

利用者の両手を介助者の骨盤まで引き上げ、利用者に手で骨盤に触れてもらいます

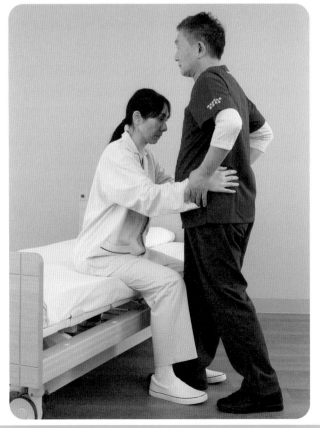

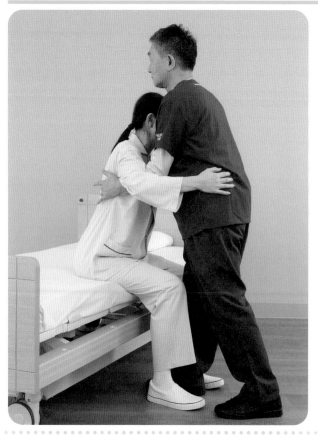

⑤ 利用者の背中に触れる

利用者の腋（わき）の下から両腕を差し入れ、背中に手をまわして中指と薬指で肩甲骨に触れます。次の手順の前に「では立ちますよ」と利用者に声をかけましょう

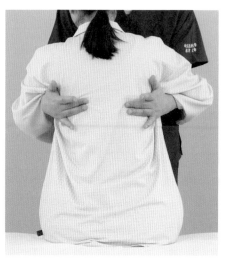

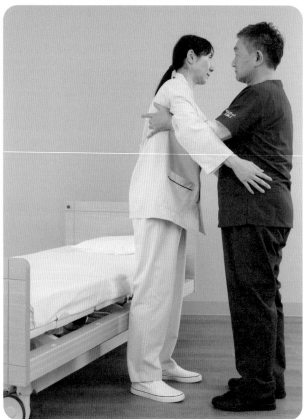

⑥ 介助者が1歩引く

前に出していた足を引き、後ろの足とそろえます。すると利用者の上体も前へ傾いて崩れるので自然と立ち上がれます（このあと必ず体位保持を行います。動画や第4章を参照）

> ❗ 介助者は真後ろにスッと下がるだけにする。持ち上げようとしてはいけない

小柄な人を介助する場合

手順④までは同じで、触れる位置が変わります

⑤ 利用者の肩に手を当てる

介助者は、利用者の両肩に外側から手の平を軽く当てます

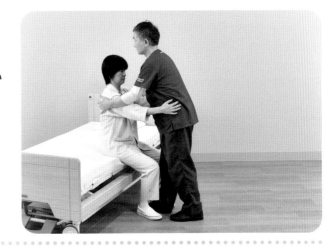

⑥ 肩甲骨に指で触れる

中指・薬指の先端で利用者の肩甲骨に触れます

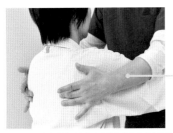

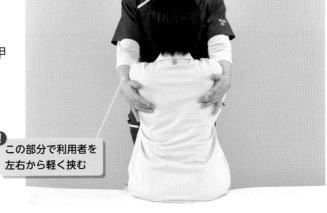

❗ この部分で利用者を左右から軽く挟む

⑦ 介助者が1歩引く

利用者に「では立ちますよ」と声をかけてから、前に出していた足を1歩引き、後ろの足とそろえます。「立ち上がらせよう」と思わず、真後ろにまっすぐ下がるとうまくできます（このあと必ず体位保持を行います。動画や第4章を参照）

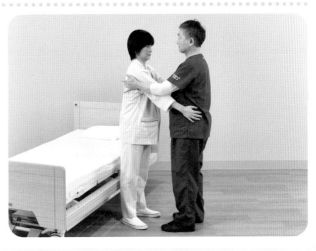

大柄な人や、介護度の高い人を介助するとき役に立ちます。
利用者の腰付近であれば、どこに触れても立ち上がり可能な
簡単な方法です

体が大きい利用者に
——腰に触れて立ち上がり——

動画で見る

ポイント

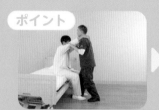

腕を肩に導く

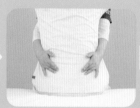

腰に指で触れる

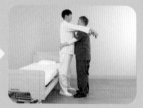

足を引いてそろえる

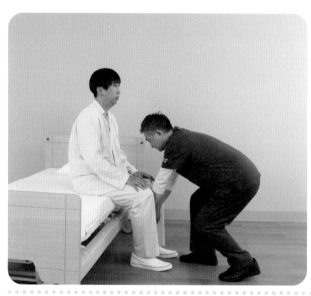

① 利用者に両脚を開いてもらう

利用者に両脚を肩幅程度に開いてもらいます（自力で脚を開くのが難しい場合は、75ページの方法で介助者が脚を開きます）

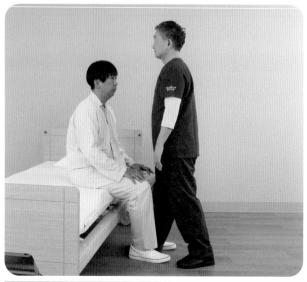

② 正面に立ち1歩踏み出す

利用者の正面に立ち、介助者が片足を1歩踏み出します

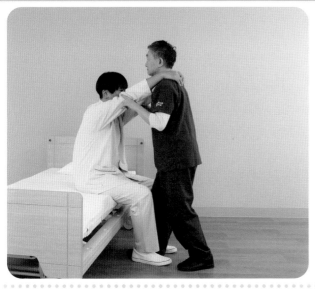

③ 両腕を肩に まわしてもらう

利用者の両腕を介助者の肩にまわしてもらいます（腕が上がらない場合は、82ページの方法で介助者が腕を肩に導きます）

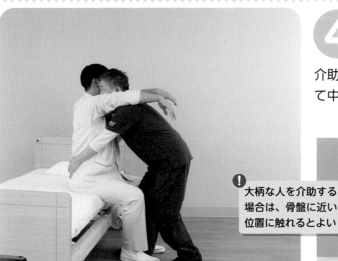

④ 利用者の腰に 指で触れる

介助者は、両手を利用者の腰にまわして中指・薬指で軽く触れます。

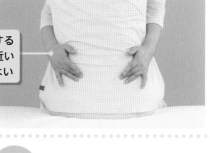

❗ 大柄な人を介助する場合は、骨盤に近い位置に触れるとよい

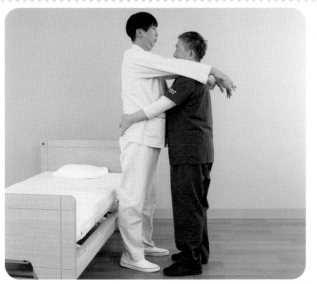

⑤ 真後ろに1歩引く

利用者に「では立ちますよ」と声をかけます。そのあと前に出していた足を引き、左右の足をそろえると、利用者の体が自然に立ち上がってきます（このあと必ず体位保持を行います。動画や第4章を参照）

第3章 座位から立ち上がる

立ち上がり介助では、介助者の肩に腕をまわしてもらって行うものもあります。介護度の高い利用者には腕を上げられない人も多いので、ここで紹介する方法は必ず覚えましょう

利用者の腕を肩へ導く

動画で見る

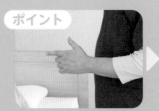

手をピストルの形に

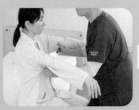

人差し指をあてる

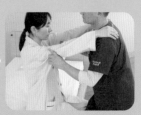

指を天井に向ける

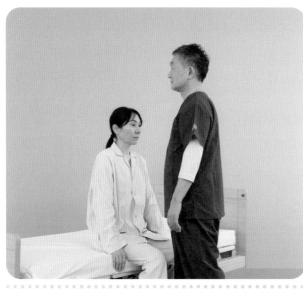

① 利用者の前に立つ

両腕をいっぺんにはね上げる介助なので、必ず利用者の前に立って行います

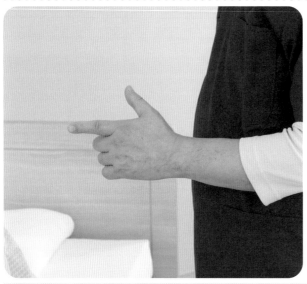

② 両手をピストルの形に

介助者は、両手の人差し指を伸ばし、親指を立ててピストルの形をつくります

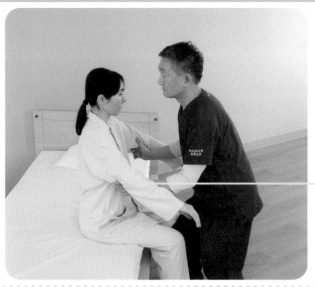

③ 指を利用者の 腕に当てる

利用者の腕と体の間から手を差し入れ、人差し指で下から腕に触れます

! 肘関節よりも指4本ぶんくらい上の部分に当てるとよい

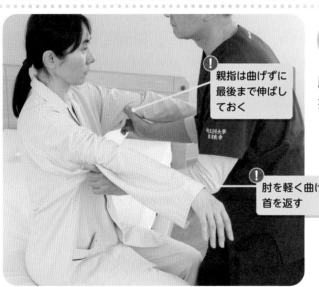

! 親指は曲げずに最後まで伸ばしておく

④ 人差し指を 天井に向ける

腕に触れたまま、手首を返して人差し指を天井に向けます（指鉄砲をバキュンと撃つイメージで行いましょう）

! 肘を軽く曲げながら手首を返す

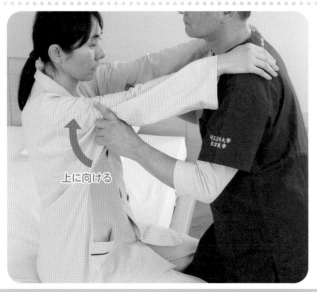

上に向ける

⑤ 両腕が介助者の 肩にのる

利用者の腕が、介助者の肩にスッとのります。親指と人差し指の股の部分で利用者の腕を支えた状態になっていれば成功です

脚の力が衰えて立位が不安定な利用者には、この介助が適しています。ここでは、脚を自力で開けず、腕も上がらない人を介助すると想定して解説します

足腰が弱った利用者に
──抱き寄せによる立ち上がり──

動画で見る

ポイント

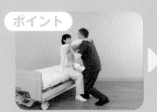

腕を肩に導く

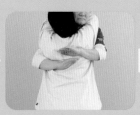

親指の付け根で触れる

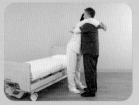

真後ろに引く

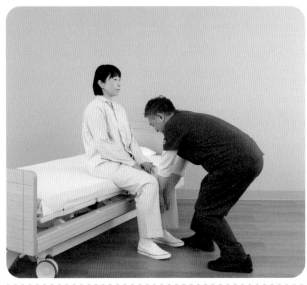

① 脚を開いてもらう

75ページのように、介助者が両腕を利用者の両膝の間に差し入れて外へ向けて押すと、うまく開きます（利用者ができるなら、自力で脚を開いてもらっても構いません）

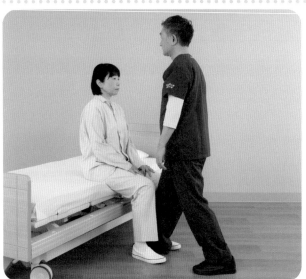

② 1歩踏み出す

利用者の足の間に、介助者が片足を1歩踏み出します

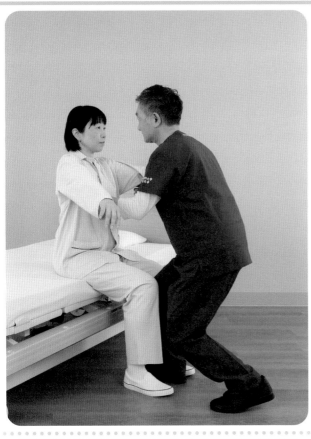

③ 指でピストルを つくって腕に当てる

親指を立て、人差し指を伸ばしてピストルの形をつくり、人差し指を下から利用者の腕に当てます（詳しくは82ページ参照）

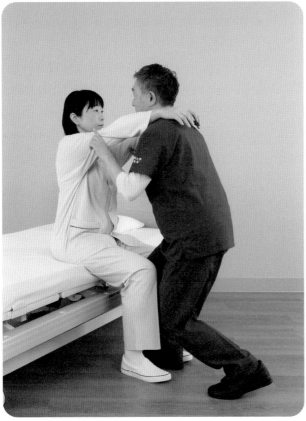

④ 両腕を肩へ導く

手首を返して人差し指を天井へ向けると、利用者の両腕は自然と介助者の肩にのります

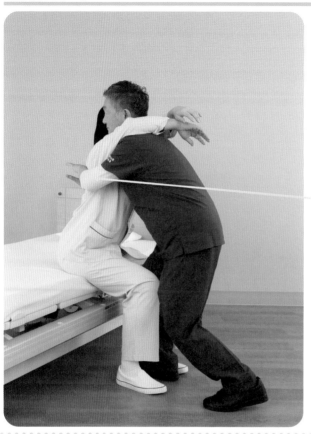

⑤ 背中に両腕をまわす

肩に腕がのったら、介助者は少し膝を落として、自分の両腕を利用者の背中にまわします

❗ 手の平は開いて、下に向けておくこと

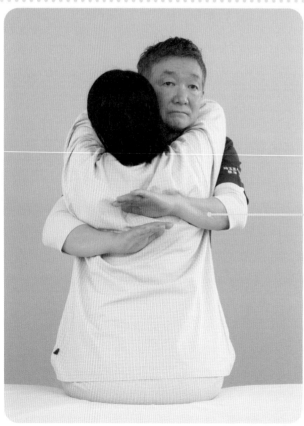

⑥ 肩甲骨に触れる

五指をピンと張ったまま腕を利用者の背中に当てます。親指の付け根を利用者の肩甲骨にしっかり当てましょう。次の手順の前に「では立ちますよ」と利用者に声をかけて、立つ心構えをしてもらいます

❗ 介助者の「右足」が前のときは、この写真のように「左腕」を上にする。「左足」が前のときは、「右腕」を上にする

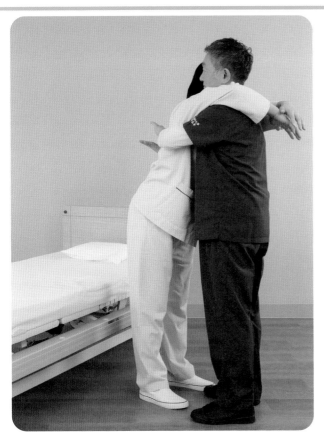

⑦ 真後ろに引く

手順⑥の姿勢のまま、介助者は前の足を引き、両足をそろえます。背中に腕が当てられているので、利用者の上体が崩れて立ち上がってきます（このあと必ず体位保持を行います。動画や第4章を参照）

> ❗ 利用者をことさら持ち上げようとしないで、真後ろに下がるとうまくいく

従来の立ち上がり介助法の問題点

　従来の立ち上がり介助を下に簡単に図示しましたが、これは典型的な「パワー介護」で、介助者が腰を痛めるもとになります。また、利用者にとっても大変な苦痛です。ズボンのベルト部分をつかんで引っ張り上げられるので、ズボンが利用者の股に強く食い込み、とても痛いのです。

　利用者には「お世話になっている」という負い目があるので、黙って我慢していることがあります。介助者が痛みのない介助法を学び、取り入れなければいけません。

✕パワー介護

左のイラストのように、①ベルト部分を握り、②片足を差し入れ、③持ち上げる、という手順で行われることが多いが、これでは腰を痛めやすく、利用者もつらい

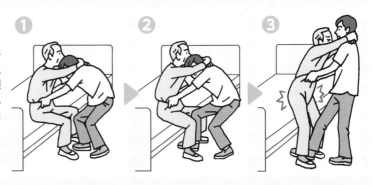

① ② ③

立ち上がり⑤

麻痺があるなど、手厚いサポートを必要とする利用者の介助に役立つ方法です。また、障害の有無に関係なく、体格の大きい利用者を介助するときにも簡単に立ち上がりができます

介護度が高い利用者に
──座骨に触れて立ち上がり──

動画で見る

ポイント

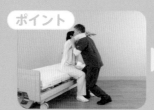

腕を肩に導く

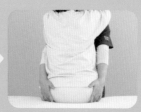

座骨に触れる

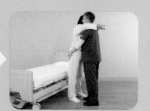

真後ろに下がる

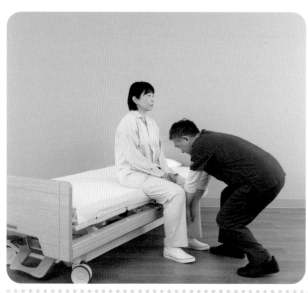

① 両脚を肩幅に開いてもらう

利用者に両脚を肩幅程度に開いてもらいます（自力で脚を開くのが難しい場合は、75ページの方法で介助者が脚を開かせます）

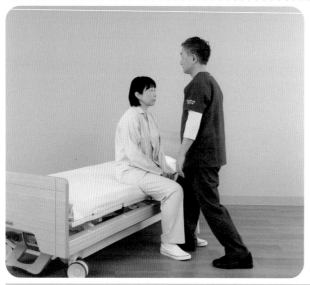

② 1歩踏み出す

介助者は片足を1歩前に出し、利用者の両足の間に置きます

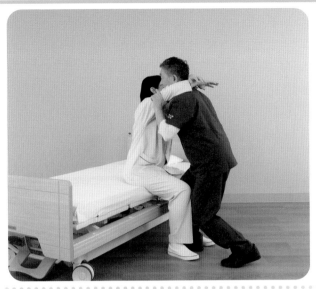

③ 肩に腕をまわしてもらう

利用者に声をかけて、肩に腕をまわしてもらいます（腕が上がらない場合は、82ページで紹介した方法で介助者が腕を肩に導きます）

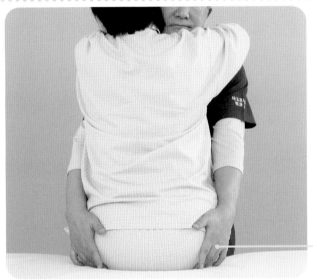

④ 利用者の座骨に触れる

左右から手をまわして利用者のお尻の下に手を差し入れ、座骨に触れます。次の手順に移る前に、必ず「では立ちますよ」と声をかけましょう

! 手は深く差し入れて、中指・薬指に意識を集中して触れる

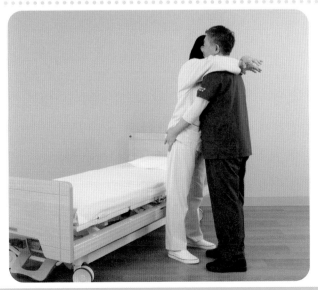

⑤ 真後ろに1歩引く

介助者が前に出していた足を引き、後ろの足にそろえます。すると利用者の上体が前に倒れて崩れるので、自然に立ち上がってきます（このあと必ず体位保持を行います。動画や第4章を参照）

ほとんど向き合わずにできるため、感染リスクの低減が期待できる介助法です。動作は単純ですが体が大きい人でも簡単に立ち上がる方法です

感染リスクを抑えて
──隣に座りおじぎで立ち上がり──

動画で見る

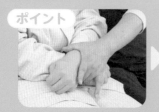

ポイント

隣に座り手首を固定

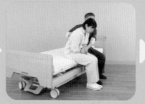

上体を前傾させる

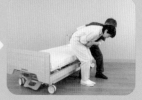

おじぎをして立つ

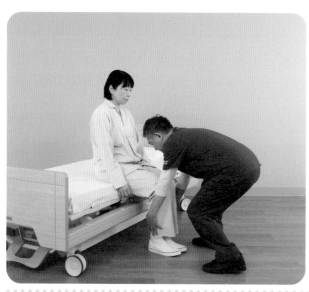

① 利用者の脚を閉じる

利用者の両足の親指と膝をくっつけて脚を閉じた状態にします（自分で脚を閉じられない場合は、75ページの方法で介助者が閉じさせます）

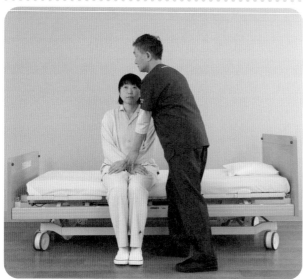

② 利用者の手をお腹の前で交差

親指・中指・薬指で利用者の手を取り、太腿の上にのせて交差させます

❗ 最初に利用者の利き手から取るとよい

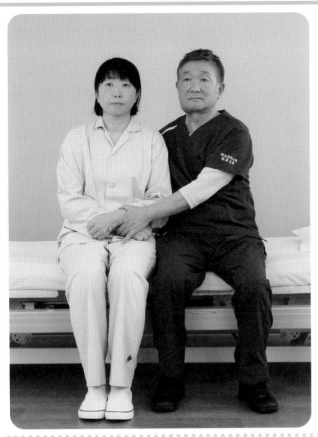

③ 隣に座って 手首を押さえる

介助者は、利用者の隣に座ります。次に片手で利用者の両手首に触れ、挟んで固定します

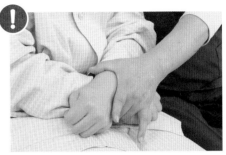

親指・中指・薬指で、両手首が重なったところをやさしく挟み込む。強く握るのではなく、お腹に軽く押し付けて固定すること

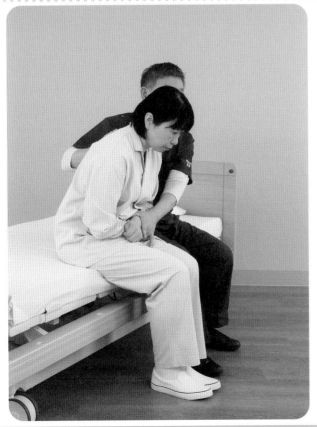

④ 前傾姿勢へと誘導

利用者の背骨と肩甲骨の交点を軽く手で押して、上体を前傾させます（押す位置については29ページを参照）

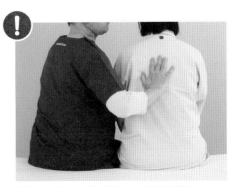

写真のように、必ず指を上に向けて押す

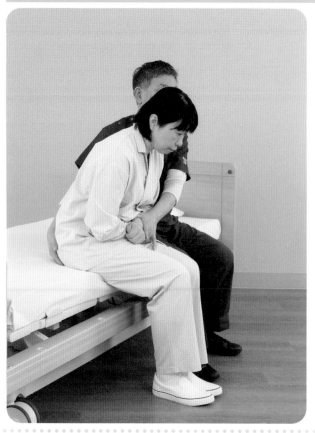

⑤ 背中に腕をまわす

続いて利用者の背中に腕をまわし、そのお尻に手を深く差し入れ、座骨に触れます

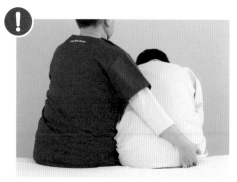

腕を背中に斜めにまわし、手をお尻の下に深く差し入れて、中指・薬指で座骨に触れる。腕全体を利用者の背中にしっかりつけておくこと

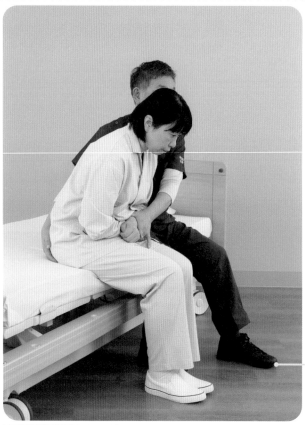

⑥ 片足を前に出す

利用者から離れている側の足を、できるだけ大きく前に出します。次の手順の前に「では立ちますよ」と利用者に声をかけましょう

！つま先は、必ずまっすぐ正面に向ける

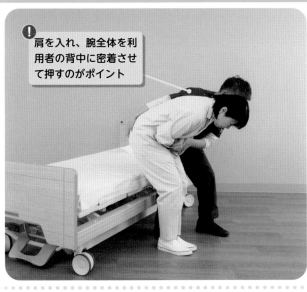

肩を入れ、腕全体を利用者の背中に密着させて押すのがポイント

❼ 深くおじぎして押す

介助者が大きく前傾しながら、背中にまわした腕で利用者を前に押し出します。すると、利用者の体も崩れて立ち上がってきます

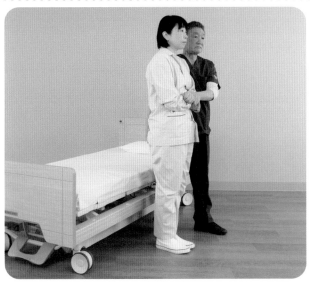

❽ 利用者と一緒に立ち上がる

両手首を固定した手を利用者のお腹に軽く押し付けて、勢いを抑えながら立ち上がります。介助者と利用者がともに直立したら完了です（このあと必ず体位保持を行います。動画や第4章を参照）

感染リスク下で大柄な人を介助する場合

　90～93ページで紹介した方法は、小柄な人や、介助者とあまり体格差がない人に有効です。大柄な人をこの方法で立ち上がらせるときは、利用者を前傾させるとうまくいきません。

　感染リスクがあるなかで大柄な人の立ち上がり介助をする場合は、手順❹を省略して（つまり、利用者を前傾させずに）介助者が利用者のお尻の下に手を差し入れ、座骨に触れておじぎをするとうまく立てます。動画を用意したので参考にしてください。

隣に座っておじぎで立ち上がり
（大柄な人を介助する場合）

動画で見る

立ち上がり⑦

家庭のトイレなど、スペースが限られた場所で役に立つ介助法です。もちろん、ベッドから立つときに使っても構いません。体格や介護度に関係なく、どんな利用者にも使えます

狭い場所にいるとき
—— 家庭のトイレなどでの立ち上がり ——

動画で見る

ポイント

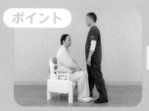

足を横に置く

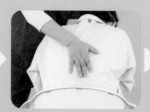

前傾させる

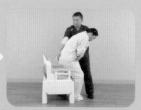

座骨に触れて押す

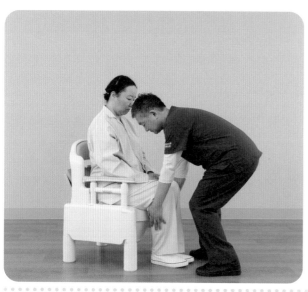

① 利用者の脚を閉じる

利用者の両足の親指と膝をくっつけて脚を閉じた状態にします（自力で脚を閉じられない場合は、75ページの方法で介助者が閉じます）

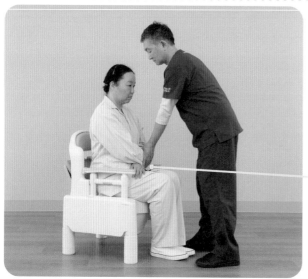

② 利用者の腕をお腹の前で交差

親指・中指・薬指で利用者の手首を取って動かし、腕がお腹の前で交差した状態にします

❶ 両腕をお腹の前で交差させることで、利用者の腹筋に余分な力が入るのを防げる

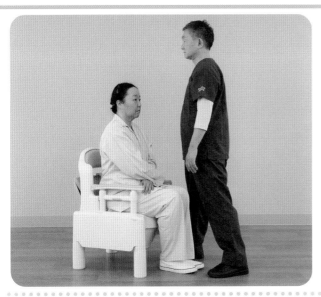

③ 利用者の横に足を踏み出す

片足を1歩前に出し、利用者の脇に置きます（利用者の斜め前に立っても構いません）

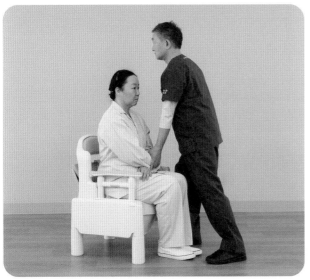

④ 利用者の手首を押さえる

片手の親指・中指・薬指で利用者の両手首を挟み込んで固定します

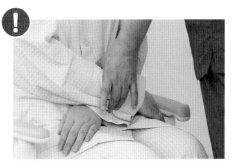

握らず、お腹に軽く押し付けて固定する

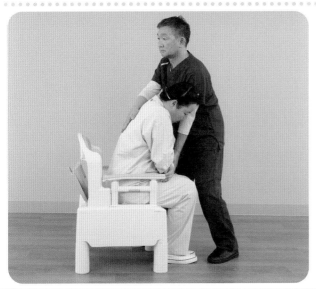

⑤ 前傾姿勢へと誘導

利用者の背骨と肩甲骨の交点を軽く手で押して、上体を前傾させます

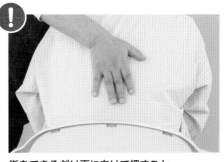

指をできるだけ下に向けて押すこと

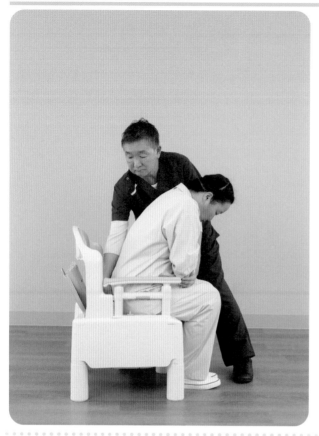

⑥ 利用者の座骨に触れる

続いて利用者の背中に腕をまわし、利用者のお尻の下に手を差し入れて中指・薬指で座骨に触れます。次の手順の前に「では立ちますよ」と利用者に声をかけましょう

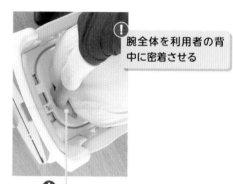

❗ 腕全体を利用者の背中に密着させる

❗ 手を深く入れて中指・薬指を意識して座骨に触れる

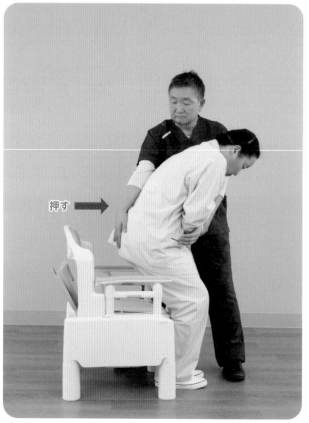

押す ➡

⑦ 利用者を前方に押す

前に出していた足を引きながら、介助者が腕全体を使って利用者を前に押し出します

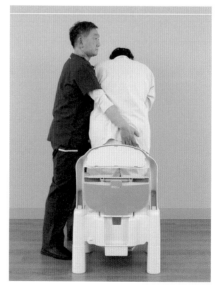

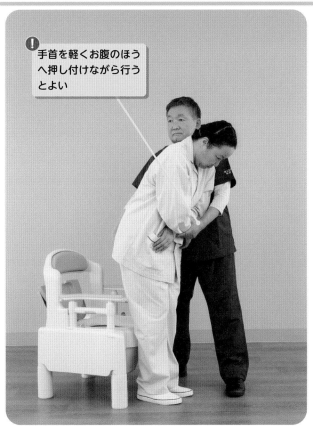

> ！ 手首を軽くお腹のほう
> へ押し付けながら行う
> とよい

⑧ 利用者の体が立ち上がる

手首を固定している手で立ち上がる勢いを調節し、利用者が立ち上がるまで支えます

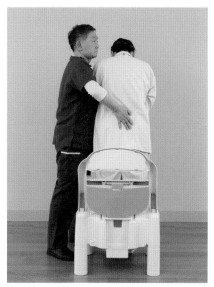

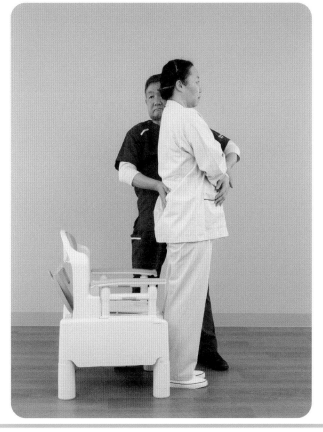

⑨ 完全に立ち上がらせる

介助者は座骨に触れていた手を離し、利用者の背骨と骨盤の交点を軽く押して直立するのをサポートします。そして、そのまま両手で前後から利用者の体を挟むように支えて、体位保持をします

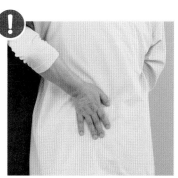

！

必ず指を下に向けて押す。押す位置については 29 ページを参照

体格差や介護度に関係なく、どんな人にも使える介助法です。うまく立てなかったときやり直しを行いやすいので、とくに立位が安定しない人の介助に使うのがおすすめです

立位が安定しない利用者に
──腕くの字式の立ち上がり──

動画で見る

ポイント

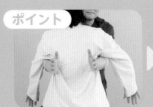

両腕を差し入れる

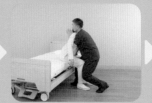

五指を張り内腕刀に

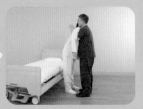

真後ろに下がる

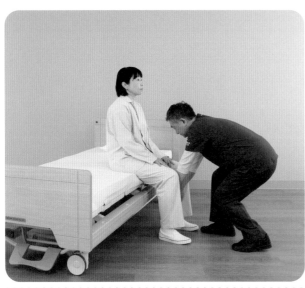

① 脚を開いてもらう

利用者に脚を肩幅程度に開いてもらいます（自力で脚を開くのが難しい場合は、75ページの方法で介助者が脚を開きます）

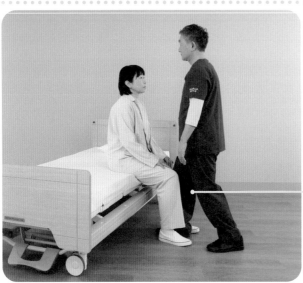

② 両足の間に 1 歩踏み出す

左右に開いた利用者の足の間に、介助者が 1 歩踏み出します

❶ 奥へしっかりと踏み込むこと

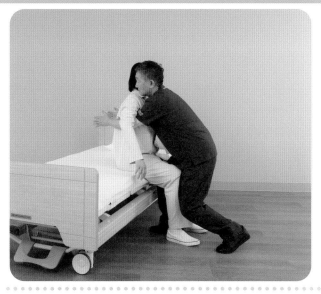

③ 腋の下から両腕を差し入れる

利用者の腋の下から、介助者が両腕を差し入れます

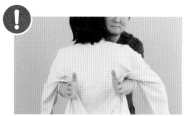

❗ 体が大きい利用者の場合は、介助者の肩に腕をまわしてもらってから行うとよい

❗ 利用者の胸を自分の胸にしっかり引き寄せる

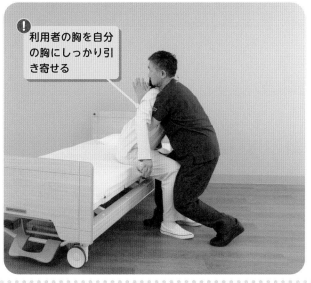

④ 五指を張って肘を曲げる

両手の五指をピンと張って内腕刀をつくり、肘を曲げ、親指を肩口にグッと寄せて利用者の体を挟みます

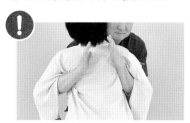

❗ 手首は曲げない。必ず前腕から手首まで一直線にして鉤手をつくる

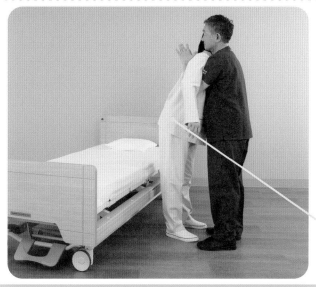

⑤ 1歩下がって足をそろえる

後ろの足に体重を移動しながら、前の足を下げていくと、利用者の上体が前へと崩れて立ち上がってきます。立ち上がりが終わったあとは、鉤手のままでしばらく利用者の体を支えてから次のケアに移りましょう

❗ 利用者の腰が曲がっている場合は、介助者が下げた足を再び少しだけ前に踏み出すとよい

「心不全パンデミック」と身体介助

村松俊裕

埼玉医科大学国際医療センター　心臓内科　客員教授
埼玉医科大学　特任教授　予防医学センター長

● 「心不全パンデミック」とは何か

「心不全」をご存じでしょうか。心臓は体内で血液を送り出すポンプの役割をしていますが、そのポンプ機能が落ち、血液が行き渡りにくくなって動悸・息切れ・呼吸困難が出る状態を「心不全」と呼びます。心筋梗塞、心臓弁膜症、心筋症などの病気が原因で起こり、悪化すると命にかかわります。

心不全を患う人の数は年々増加していて、2020年にはおよそ120万人に達したとの報告もあり、医療従事者の間では「心不全パンデミック」とさえ言われるようになりました。このまま増え続ければ、やがて common disease（コモン・ディジーズ＝日常的によくある疾患）となり、循環器専門ではない医師も心不全を診る必要に迫られることとなるでしょう。

●心不全によって身体介助の負担も大きくなる

心不全患者の増加は、介護負担の増大を招く可能性があります。心臓が悪い人は、一定以上動くと苦しさを感じます。このため体を動かすのを控えるようになり、筋力が落ちてフレイル（虚弱）状態から要介護になる可能性もありますし、フレイルを呈する心不全の患者さんのなかには、入退院をくり返す「負の連鎖」に陥る方もいます。

海外で行われた調査によると、他の疾患を抱えた患者さんに比べ、心不全の方の介護には2倍から3倍長い時間がかかるとのことでした。心不全が進んだ方を介助するご家族や介護施設職員にかかる負担は、察するに余りあります。

●現段階では人の手による介助が必要

身体介助の負担を軽減するために、AI搭載の介護ロボットを導入する、という方法もあるでしょうが、実現までの道のりは遠く、また、機械で一方的に身体を動かすと、患者さんに苦痛を与えてしまうというデメリットもあります。

となると、人の手による介助が必要で、「埼玉医大式」はきっと役に立つでしょう。私自身、小柄な根津先生が大柄な男性をヒョイヒョイと介助するのを見て、驚きを禁じ得ませんでした。ぜひ各現場で導入してほしいと思います。

参考文献
- Gure TR, Kabeto MU, Blaum CS, et. al. "Degree of disability and patterns of caregiving among older Americans with congestive heart failure." *Journal of General Internal Medicine* 2008; 23: 70-76.
- Chung ML, Lennie TA, Mudd-Martin G, et. al. "Depressive symptoms in patients with heart failure negatively affect family caregiver outcomes and quality of life." *European Journal of Cardiovascular Nursing* 2016; 15(1): 30-38.

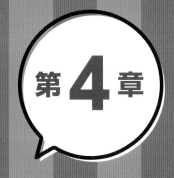

第**4**章

体を支える・
移動する・座る

立ち上がり介助のあとや、利用者が倒れそうなときに体を支える介助技術を
紹介します。正しく行えば、大柄な利用者を安全に支えることも可能です

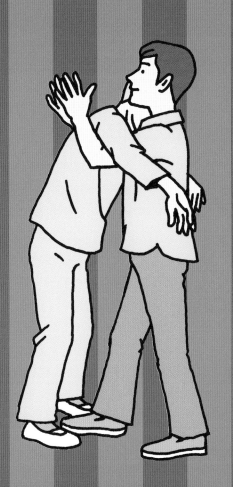

介助をする前に 知っておくべき3つのこと

①介助のあいだに必ず間（ま）を設ける

　忙しい介助者は、つい手早く次の介助に移ろうとしがちですが、うまく体を起こせたから・立ち上がったからといって、性急に次に移ってはいけません。介助と介助のあいだには、必ず数秒の間を設けてください。

　たとえば脳血管障害の患者さんや、体に麻痺（まひ）がある高齢者などは、一日のうち寝て過ごす時間が長くなりがちです。そのような人は、姿勢が変わるとめまいを起こしやすいので、介助で姿勢が変わったら、慣れるまでの時間が必要になります。

　また、体に不自由がある利用者は、ゆっくりとしか動けません。健康な人なら数秒で終わる動作に、数十分かかることもあります。次々にケアを進めていくと、ついていけず倒れてしまい、事故につながることもあります。

　ですから、ひとつの介助が終わったら、利用者のペースに合わせていったん待ちましょう。そのうえでたとえば、「次は、立ちましょうね」などと声をかけて利用者に心構えをしてもらってから、次の介助に移るようにしてください。

②「体位保持」の必要性を知っておく

　事故防止のうえでもうひとつ大事なのは、介助者が体位保持の必要性を心得ておくことです。転倒が起こりやすいのは、立ち上がりの「途中」や、立ち上がった「直後」です。体勢が最も不安定になるこれら2つの瞬間に、どう利用者を支えるかがカギなのです。

　事故を防ぐためには、立ち上がり介助のあと、必ず「いったん支える」必要があります。言い換えると、利用者がその姿勢に慣れるまで待つためにも、「体位」を「保持」することが欠かせないわけです。そのこと自体をまず覚えておいてください。

　立ち上がった直後に利用者がふらつくと、介助者はつい抱きかかえる「パワー介護」で乗り切ろうとしますが、それでは絶対に支えきれません。利用者とともに倒れこんで、大ケガをする危険があります。

　この章では、抱きかかえずにできる体位保持の方法を紹介します。正しく身につければ、重症の患者さんでも、大柄な人でも腰を痛めず支えることができます。立ち上がり介助の直後や緊急時は、いずれかの方法で体位保持に入るようにしましょう。

③必ず患側を支える

医療・介護の現場では、体に麻痺のある人を介助せねばならない場面が多々あるはずです。その場合は、必ず患側、つまり麻痺のある側を介助者が支えるようにしてください。理由はいろいろあります。その人の弱い側を支えるという意味もありますし、介助者が体の動かない部分の代わりをする意味もあります。

しかし、最も重要な理由は、「はじめの1歩」が出ないようにするためです。脳血管障害などの病気により、人生の途中から麻痺を抱えることになった人は、病気になる前は普通に立って歩いていたはずです。そのような人が介助で立ち上がり、「リハビリです。歩きましょう」と言われると、無意識に患側から1歩踏み出してしまうのです。しかし、患側は動きませんから、当然、転倒して大ケガをすることになります。

麻痺がある状態での歩行に慣れないうちは、いつでも、このような大事故が起こり得るのです。人はどうしても無意識に慣れた動作をするので、介助者があらかじめ患側を把握しておき、体位保持によって、この「危険な1歩目」を防がなければなりません。以上をよく頭に入れたうえで、介助者は次の2つを必ず行うようにしてください。

❶ 介助のあとは絶対「体位保持」

座位になったら座位の保持を、立ち上がったら立位の保持を、数秒間は確実に行いましょう。そして「次は○○しますね」と予告してから次の介助に移ってください。

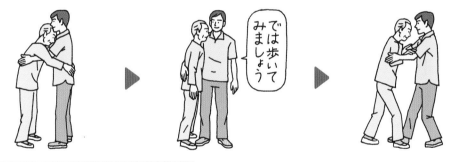

❷ 頭が動き出したら「体位保持」

第1章（14ページ）で書いた通り、頭が足元の正三角形を越えると人は必ず倒れます。倒れ始めた人を支えるのは難しいので、介助者は利用者の頭の位置に注目しておき、頭が動き始めたら即座に体位保持を開始しましょう。

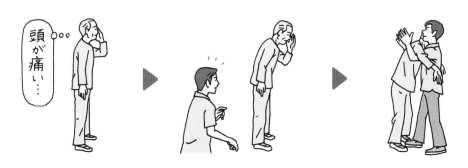

麻痺がある人の患側（麻痺がある側）をしっかりサポートできる保持の方法です。立つ位置を間違えないよう十分に注意してください

横に並んでの体位保持

ポイント

動画で見る

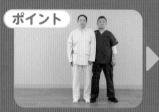

骨盤と脚をつける

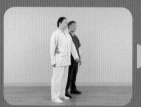

骨盤を引き寄せる

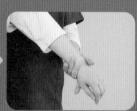

手を斜め下に引く

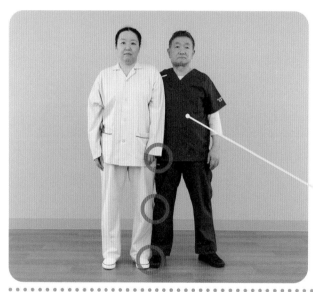

❶ 必ず患側に立つ

利用者に並ぶかたちで患側に立ち、骨盤、膝、足（写真の○のところ）を密着させます

! 麻痺がある人を支えるときは、介助者は必ず麻痺側（患側）に立つこと

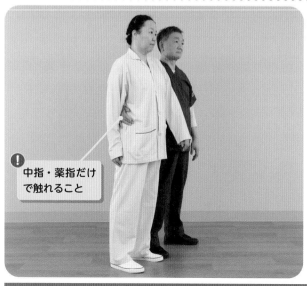

! 中指・薬指だけで触れること

❷ 骨盤を寄せる

背中から手をまわして利用者の骨盤に触れ、腰を引き寄せて骨盤をつけます

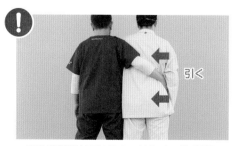

引く

介助者が腰を寄せるのではなく、必ず利用者を自分のほうへ引き寄せるのがポイント

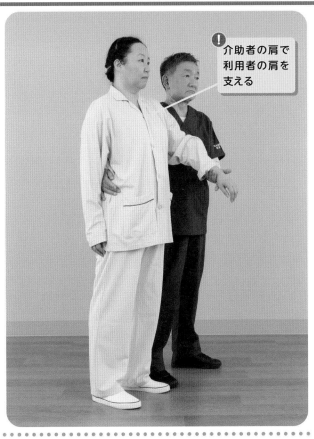

介助者の肩で
利用者の肩を
支える

③ 利用者の手首を取る

あいている手の親指・中指・薬指で利用者の手首を下から取って支え、肘を伸ばして前へ出します

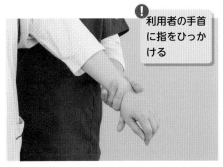

利用者の手首
に指をひっか
ける

右手があいている場合は利用者の右手を
（左があいていれば左手を）取る

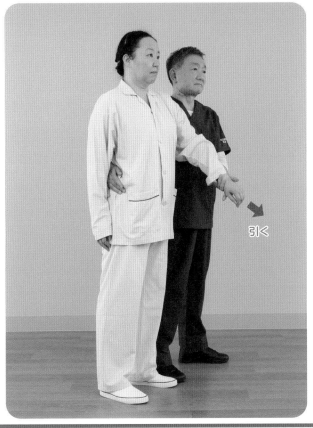

引く

④ 手を斜め下に引く

利用者の腕を伸ばすようなつもりで、手首に添えた手を斜め下（利用者の指先の向いているほう）に軽く引くと、体をしっかり支えられます。利用者の肘が曲がらないように注意しましょう

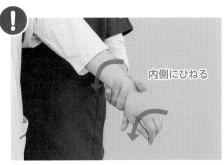

内側にひねる

最後に利用者の手首をほんの少しだけ内側
にひねると安定する

体を支える・移動する・座る

立ち上がり介助後の体位保持に使いやすい方法です。このページでは、利用者が立ち上がった後の状況を想定して説明します

腰を押さえて体位保持

動画で見る

ポイント

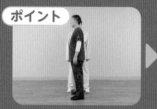

体側に正中線を当てる

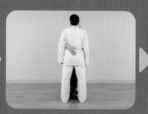

背骨と骨盤の交点を保持

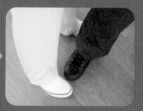

つま先はまっすぐ前

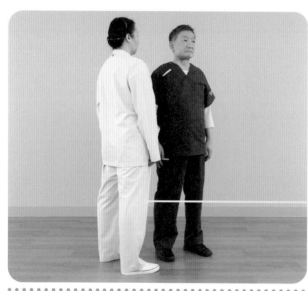

1 利用者に対して横向きになる

利用者が立ち上がったら、介助者はすぐに自分の体を90度回転させ横を向きます

! 利用者の脚が開いていたら、自分の足を入れるとよい

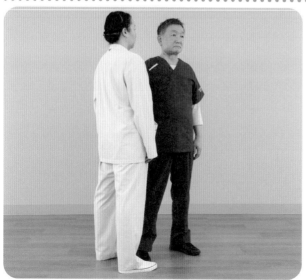

2 体側と正中線を合わせる

自分の体側と利用者の正中線※が一致するように素早く立ち位置を調整します

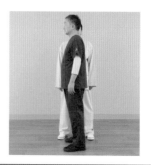

※正中線とは体の中央を縦にまっすぐ通る線のこと

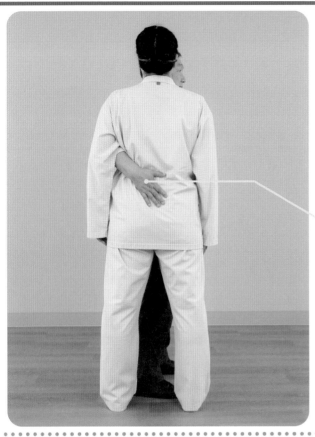

③ 背骨と骨盤の 交点に手を当てる

利用者の腋の下から背中に腕をまわし、手の平を背骨と骨盤の交点に当てて利用者の体を引き寄せます。自分から体を寄せるのではなく、利用者の体を引き寄せます

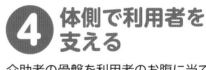

❗ 写真のように必ず指を 下に向けて押さえる

④ 体側で利用者を 支える

介助者の骨盤を利用者のお腹に当てて支えます。このとき介助者は、自分の両足のつま先を必ず真正面の方向に向けておきましょう

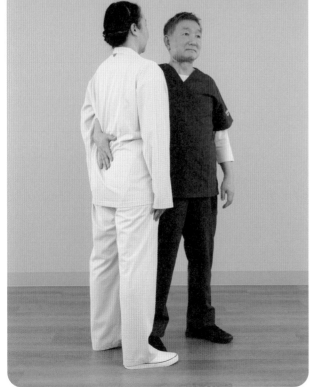

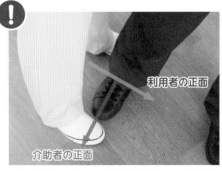

❗

利用者の正面

介助者の正面

上の写真のように、介助者の足のつま先が必ず正面に向いているようにすること

「自分で歯をみがきたい」「自分で顔を洗いたい」という利用者の望みをかなえ、早期退院や自立支援の助けとなる体位保持の方法です

背後からの体位保持

動画で見る

ポイント

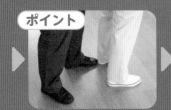

片足を後ろに引く

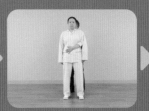

お腹に腕をまわす

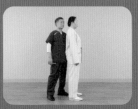

骨盤を引き寄せる

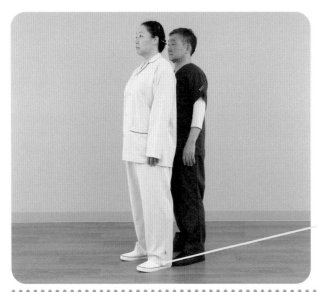

① 利用者の真後ろに立つ

利用者に両足を肩幅程度に開いてもらい、介助者が真後ろに立ちます。利用者の両足のかかとにつま先をくっつけるつもりで行うと確実にできます。

! 介助者はつま先を前に向けて、両足を利用者の足にそろえて開いておく

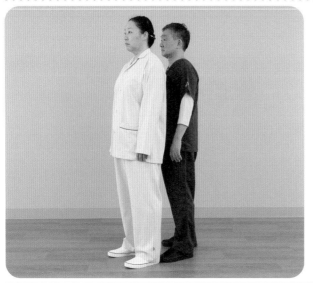

② 片足を半歩引く

介助者は片足を半歩引き、引いた足のつま先を斜め45度方向に向けます

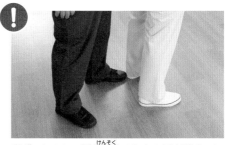

! 必ずマヒのない側（健側）のほうの足を引くこと

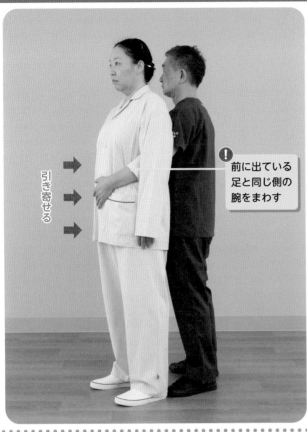

引き寄せる

前に出ている
足と同じ側の
腕をまわす

③ 腕をまわして骨盤に触れる

介助者が、利用者の腋の下からお腹に腕をまわして骨盤に触れ、利用者の体を自分のほうへ引き寄せます

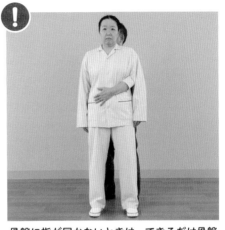

骨盤に指が届かないときは、できるだけ骨盤に近い場所に触れる

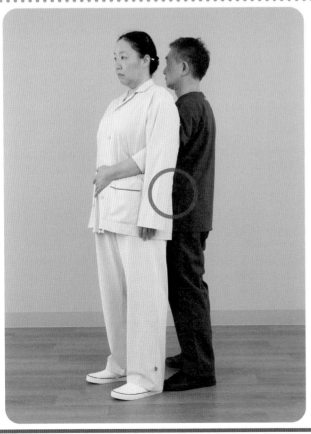

④ 骨盤をつけて支える

写真のように片方の骨盤をしっかりとつけて固定し（○の部分）、利用者を支えます

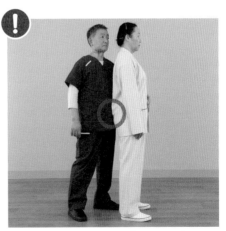

骨盤を密着させてしまえば、利用者が少し前かがみになっても簡単には倒れない

第4章 体を支える・移動する・座る

利用者に歩いてもらおうとしても、なかなか足が出ないことがあります。ここで紹介する手引き歩行なら、利用者の上半身をまとめることでスムーズな歩き出しを促せます

手引き歩行

動画で見る

ポイント

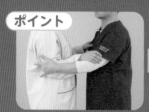

肘を下から取る

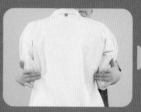

腕を脇腹に固定

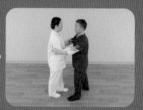

息を吸いながら1歩

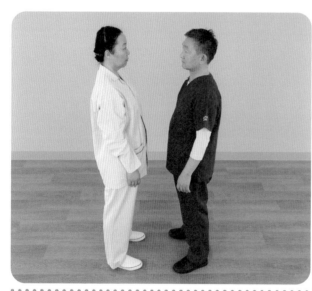

1 向かい合って立つ

介助者は、両足を肩幅に開いて利用者の正面に立ちます。離れすぎていると手順❷が行いにくいので距離に注意しましょう

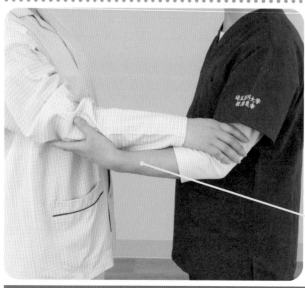

2 利用者の肘に触れる

手の平を上に向けて下から利用者の肘に触れ、その前腕を介助者の前腕で支えます（利用者の利き手から始め、両腕を取ります）

❗ 下から触れて肘を外まわしに小さくまわすと簡単に腕がのる

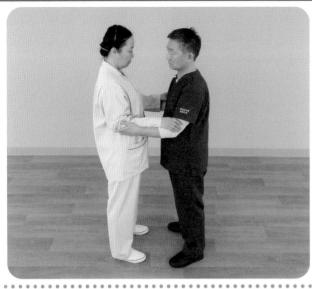

③ 両肘を脇腹へ

介助者が利用者の両肘を取り、左右から軽く圧迫して利用者の脇腹にしっかりつけます

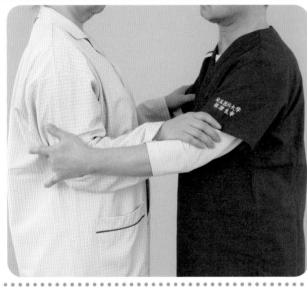

④ 肘の上に手の平をあて直す

手を肘関節のすぐ上に移動させて左右から軽く圧迫し、利用者の上半身をまとめます

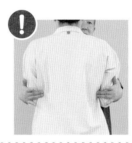

可能なら写真のように中指・薬指で利用者の背中に触れる

⑤ まず1歩下がる

利用者に「では歩きますよ」と声をかけたあと、介助者は息を吸いながら、力を抜いて後ろに1歩足を引きます。利用者の足が出たらもう一方の足を1歩引き、あとは自然な呼吸でゆっくり歩きましょう

腕力で利用者を引くとうまく歩きだせない。力を抜いて行うこと

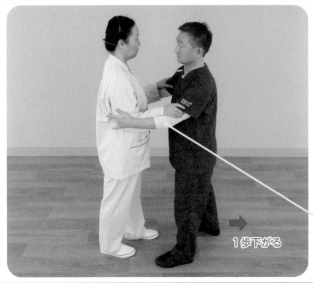

1歩下がる

第4章 体を支える・移動する・座る

立位が安定しないときや、目の前の利用者が倒れそうなときに有効です。ここでは立ち上がり介助がうまくいかず、ベッドに座り直す必要がある状況を想定して説明します

正面から支え座り直す
――立位が安定せず体が崩れたときに――

ポイント

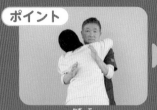

手を離し鉤手をつくる

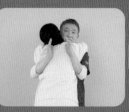

親指を肩に寄せる

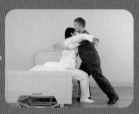

座り直す

動画で見る

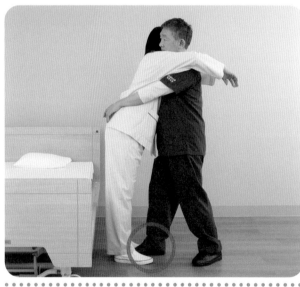

① 利用者の体が崩れたら

利用者の体が崩れそうであれば、介助者はすぐ片足を1歩前に出します（ここでは右足を出していますが、左右どちらでも構いません）

! 実際の現場では、以下の手順①～③をほぼ同時に、一瞬で行う必要があるので注意

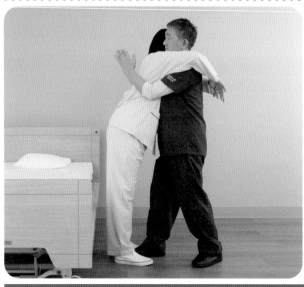

② 肘を曲げて内腕刀を準備

両腕を利用者の腋の下から深く差し入れ、肘を曲げて内腕刀をつくります

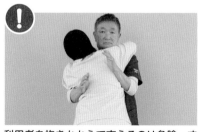

利用者を抱きかかえて支えるのは危険。すぐに手を離し、内腕刀をつくること

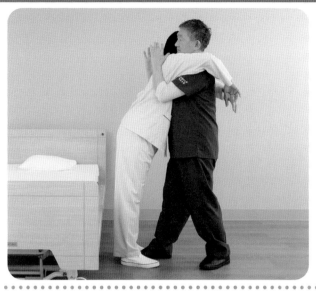

③ 利用者を支える

両手の五指をピンと張ったまま親指を自分の肩口にグッと寄せ、利用者を挟み込んで支えます

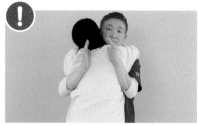

手首をまっすぐにしたまま、両手の親指の付け根を利用者の肩に当てる

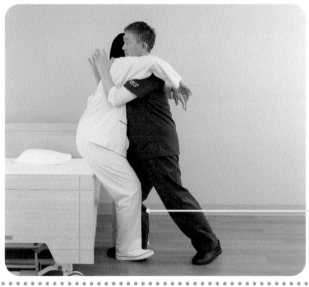

④ 利用者の体を戻す

体勢が安定したら、ベッドに座り直してもらいましょう。まず、介助者がやや前傾しながらゆっくりと肘を伸ばします

手順①で前に出した足にゆっくり体重をかけていく

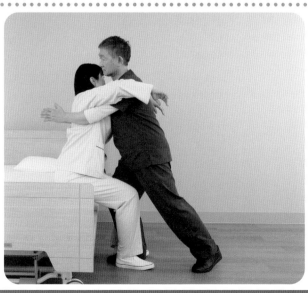

⑤ 座り直してもらう

介助者が肘を伸ばしきって、利用者の体をベッド（または椅子や車イス）にゆっくりとおろします

前の足に自分の体重の8割をかける意識で行うとよい

第4章 体を支える・移動する・座る

前を歩いている人が貧血などで急に崩れ落ちる——病院でも介護施設でも、そのような急変は十分あり得ますが、ここで紹介する介助法なら、意識を失った人を支えられます

背後から支える
——後ろに倒れ込んできたときに——

動画で見る

ポイント

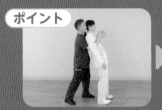
両腕を差し入れる

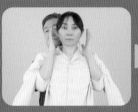
肘を曲げ五指を張る

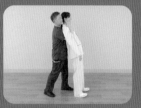
親指を肩口に寄せる

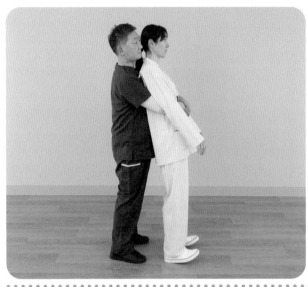

1 利用者の体を受けとめる

倒れそうな利用者の真後ろにつき、その体をいったん抱きとめます

! いつまでも抱いているといっしょに転倒するので、すぐ手順❷に移ること

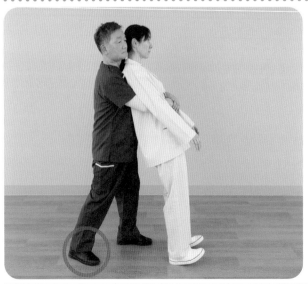

2 すぐに片足を引く

介助者は、自分の片足を大きく1歩引きます。左右どちらでも構いません

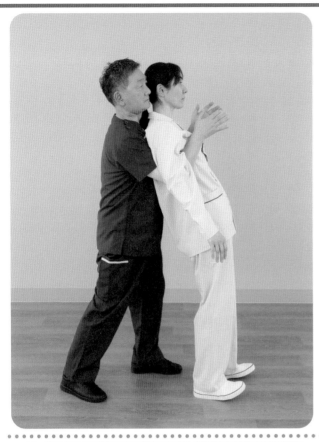

③ 腕を離して肘を曲げる

両手を離し、五指を張ります。肘を曲げて親指を自分の肩口にグッと寄せていき、利用者を腕で挟み込むようにしましょう

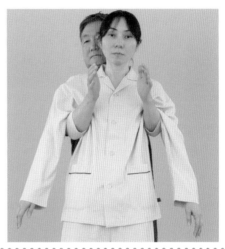

④ 手首を伸ばしたまま支える

利用者の背中に自分の胸をつけて支えます。少し体勢が安定したら、応援を呼ぶか、116ページの要領で床に座らせるといいでしょう

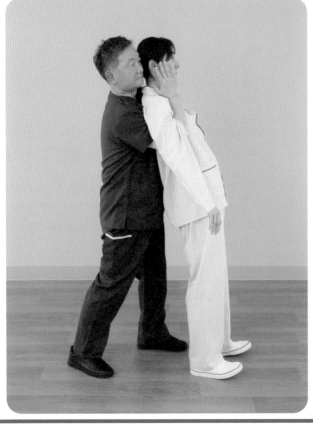

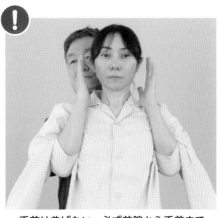

手首は曲げない。必ず前腕から手首まで一直線にする

利用者を安全に床に座らせる介助法を紹介します。この方法は緊急時のほか、床（あるいは床に敷いた布団）に利用者が座るのを手助けするときにも使うことができます

利用者を床に座らせる

動画で見る

ポイント

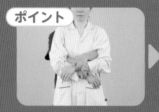

両腕を取る

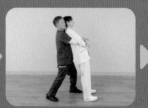

大きく片足を下げる

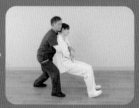

前の足を大きく下げる

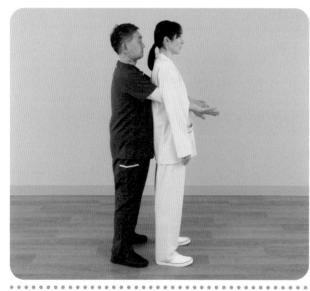

1 利用者の背後から両腕をまわす

「後ろから手をまわします」と利用者に声をかけながら、両脇から素早く腕を差し入れます

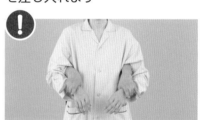

手の平を外側に向けた状態で触れる

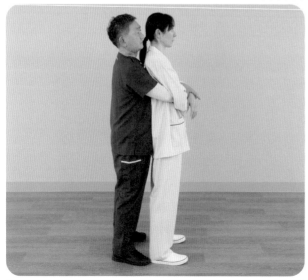

2 利用者の両腕を取る

親指・中指・薬指でできるだけ手首に近い場所を取り、利用者の両腕をみぞおちの前で交差させます

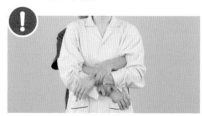

このあとの手順で右脚を下げる場合は、写真のように介助者が左腕を上に組むと安定する（左脚を下げるなら右腕を上に組む）

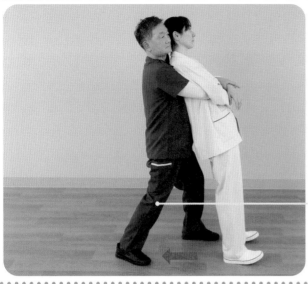

③ 片足を大きく下げる

「後ろに下がります。安心してください」と利用者に声をかけたあと、介助者は胸で利用者の体を支えながら、片足を大きく1歩、後ろへ踏み出します

❗ 踏み出しが小さいと、このあとの手順が難しくなるので、大きく出す

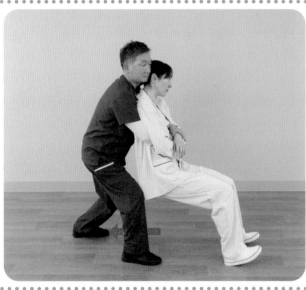

④ 前にある足を下げる

手順③で後ろに下げた足に体重を移しながら、前の足を思い切り大きく下げます。利用者に「床に座ります」と声をかけながら行いましょう

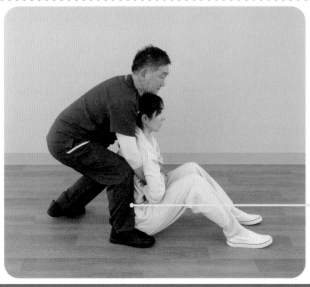

⑤ 腰を落として利用者をおろす

腰を真下に落として、利用者のお尻を床にゆっくりおろします

❗ 利用者のお尻を、介助者のすねにすりつけるようにしておろすと、介助者の体勢が安定する

第4章 体を支える・移動する・座る

床に横になった人を起こす介助法です。緊急対応のほか、布団から起き上がって立つまでをサポートするのにも使えます

床からの立ち上がり

動画で見る

ポイント

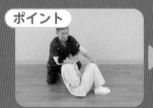

膝を曲げ上体を起こす

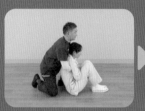

両腕を取る

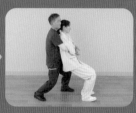

押し出しながら立つ

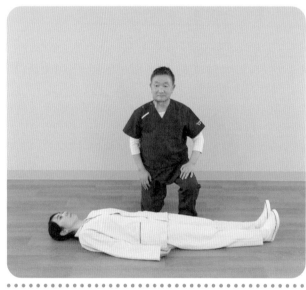

1 利用者の真横に膝をつく

利用者の腰のあたりに片膝をついてかがみます（利用者の頭のほうにある膝をつきます）

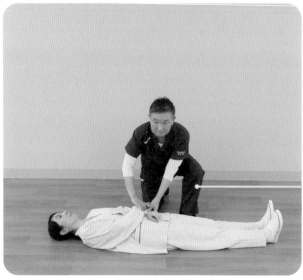

2 利用者の腕を交差させる

親指・中指・薬指で利用者の手首を取り、お腹の上で交差させます。交点を軽く押さえて外れないようにしながら、次の手順に進みます

❗ このあとの手順では、かがみ込む方向に合わせて床につく膝を柔軟にかえてよい

③ 膝下に腕を差し入れる

利用者の膝の下に片腕を深く差し入れます。手の平を下に向けて滑り込ませたら、腕を90度回転して親指を天井に向けましょう

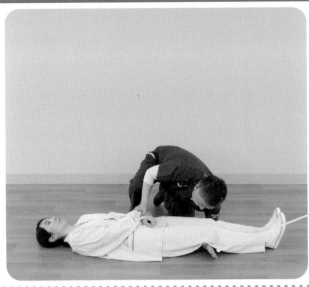

❗ 手首を伸ばし、五指はピンと張っておく

④ 利用者の膝を曲げる

膝下に差し入れた腕を、斜め上45度の方向に引いて、利用者の両膝を曲げます

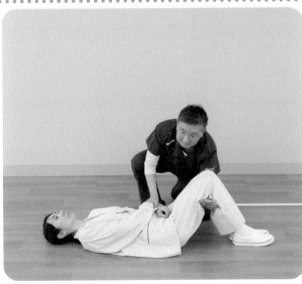

❗ 手の平を下に向けながら膝を引き上げる

⑤ 上体を起こす準備に入る

膝下の腕を抜き、利用者の膝頭（またはすね）に手を添えて膝が伸びないようにしたうえで、介助者は利用者の肩のあたりに自分の膝をつき直します

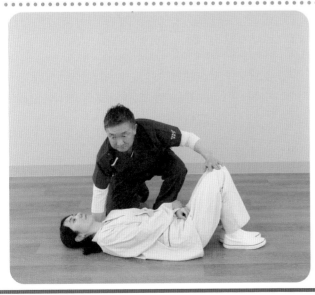

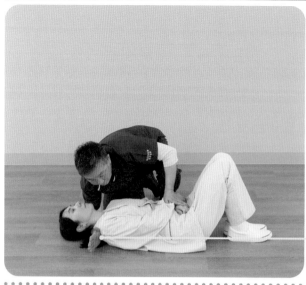

6 利用者の首の下に腕を差し入れる

利用者の両手首を片手で軽く押さえて、あいている腕を利用者の首の下に差し入れます。手順❸と同様に、手の平を下にして滑り込ませ、親指を天井に向けましょう

❗ 手首を伸ばし、五指はピンと張っておく

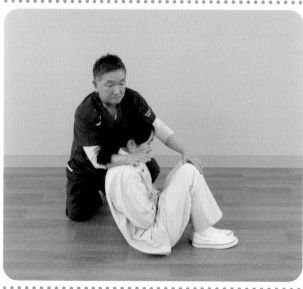

7 利用者の上体を起こす

介助者は、自分の肩口に親指をグッと寄せ、内腕刀で利用者の上体を起こします

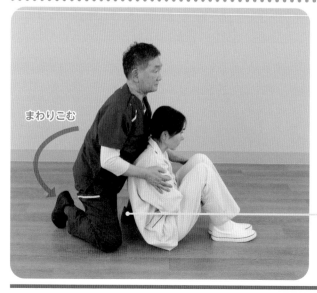

まわりこむ

8 利用者の背後に移動

上体が起きてきたら、介助者は床についた膝を徐々に移動して、利用者の背後にまわりこみます

❗ 残った脚の膝は立てておき、側面から利用者を支える

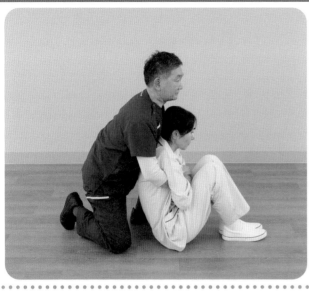

⑨ 背後から利用者の両腕を取る

腋の下から手を入れて、親指・中指・薬指で利用者の両腕を取ります

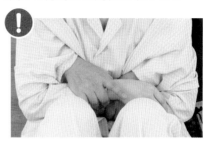

! 左の写真のように介助者が左膝立ちの場合は右腕を上にする（右膝立ちなら左腕が上）

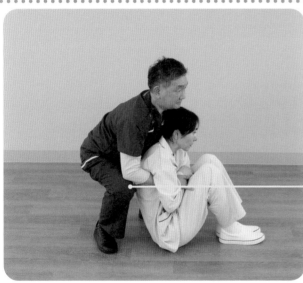

⑩ お腹と背中をつける

利用者の背中に自分のお腹を押しつけるようにしながら、介助者が立ち上がり始めます

! 真上に立ち上がるのではなく、利用者を前へ押し出しながら立つイメージで行うとよい

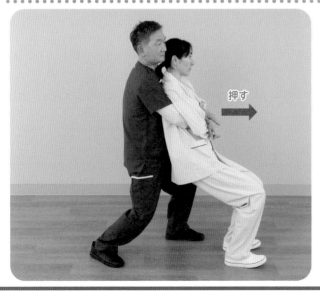

押す

⑪ 利用者を前へ押す

利用者を前方に押し出しながら、介助者が体を徐々に浮かせていきます。視線を下に落とさず、真正面を見据えて行いましょう

第**4**章

体を支える・移動する・座る

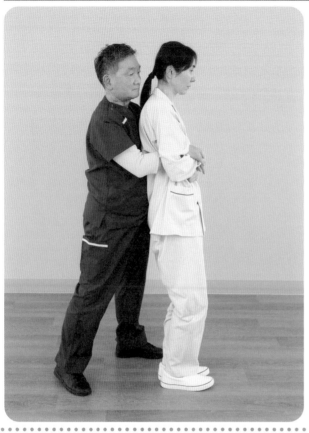

⑫ そのまま腰で押し出す

離れていた腰（この場合は右側の腰）を入れて利用者の背中につけ、体全体で利用者を前へ前へと押し出して、その体を直立させていきます

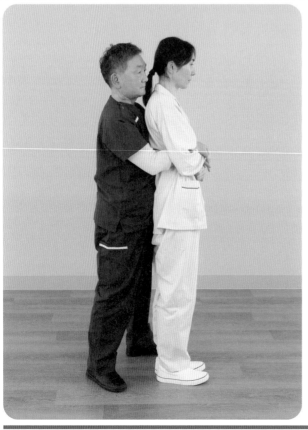

⑬ 両足をそろえる

介助者が、後ろに残っていた足を1歩前に出してそろえたら完了。いったん体位保持をしてから次の介助に移りましょう

高齢者の「めまい」とどう付き合うか

池園哲郎

埼玉医科大学　医学部　耳鼻咽喉科　教授

●加齢が原因で「めまい」が起こることも多い

「めまい」で耳鼻科を訪れる高齢者が増えています。多くの患者さんは、「めまい」は脳の病気のせいで起こると考えていますが、それは誤解で、耳のなかにあるバランスを司る部分が原因であることが多いのです。

　私たちの耳の奥の「内耳」と呼ばれる部分には、三半規管や耳石器という器官があって、体の動きや傾きを検知して脳に伝える働きをしています。この2つを合わせて「前庭」と呼びます。

　加齢とともに前庭の機能が衰えると、体のバランスがとりにくくなります。すると、あきらかな病気といえなくても「ふらつき」「めまい」を感じる状態となり、不安がつのります。また、転倒しやすくなります。この状態が「加齢性平衡障害」で、めまいの国際的な学会であるバラニー学会によって2019年に診断基準が発表されました。画期的だったのは、基準が示されたのと同時に、リハビリによって予防・緩和できるとの見解が示されたことでした。

●寝ていると「めまい」が悪化することも

　耳が原因で起こる「めまい」のなかで最も多く、高齢者にもよくみられるのが、「良性発作性頭位めまい症（BPPV）」です。

　BPPVのめまい発作は、天井や壁がぐるぐる回って見える強烈な症状で、ときに嘔吐などの症状をともなうので、恐怖を覚える患者さんが多いです。しかし、命にかかわるものではありません。また、「めまい」がおさまったあと、積極的に体を動かすと再発しにくくなることがわかっています。逆に、仰臥位（あおむけに寝た状態）でいる時間が長いほど治りづらく、再発しやすいことも明らかになっています。つまり、安静は悪化のもとなのです。

●「めまい」を恐れる高齢者を助ける手段として

　以上のように、高齢者の「めまい」の多くは動いたほうが改善しやすいのですが、そのことを知らず、活動を控えたり横になる時間を増やす人が多いようです。そのままでは、フレイル（虚弱化）や介護の重度化につながりかねません。ですが、介助者が上手に歩行介助を行ったり、よろけたとき確実に支える技術を身につけていれば、「めまい」に不安を感じる高齢者も安心して活動できるでしょう。埼玉医大式の介助技術には、歩行介助も、体位保持の技術もあります。ぜひ役立てていただきたいと思います。

第**4**章

体を支える・移動する・座る

ベッドや椅子に座るとき、介助者が真正面から介助してもスムーズには座れないものです。ここで紹介するのは、真横から介助することで、安心して座ってもらえる方法です

ベッド（椅子）に座る

動画で見る

ポイント

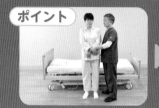

真横に立つ

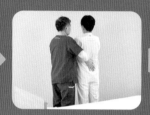

背骨と骨盤の交点に触れる

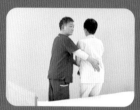

利用者を後ろに押す

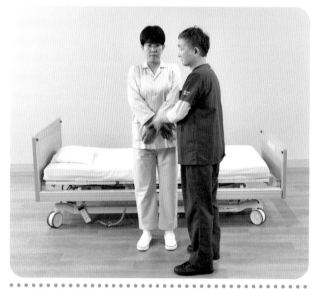

① ベッドの前に立ってもらう

利用者をベッドの近くまで誘導し、両手をお腹の前で交差させ、外れないように押さえます（あと1歩下がればベッドに脚が着くくらいの位置まで誘導しておきましょう）

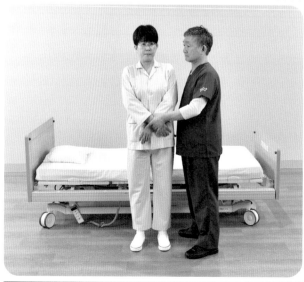

② 利用者の両手首を押さえる

介助者は、利用者の真横に立ち、利用者の両手首を親指・中指・薬指で挟み込んで固定します

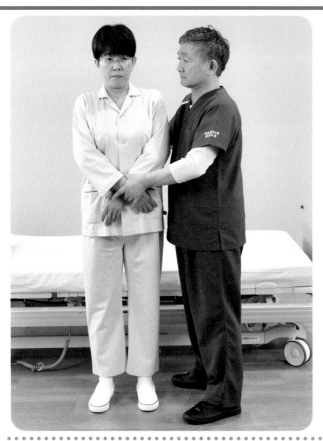

③ 背骨と骨盤の交点に手を当てる

あいている手を利用者の背中にまわして、背骨と骨盤の交点に手を当てます

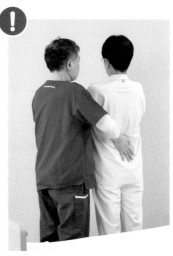

！

写真のように必ず指先を下に向けて当てること

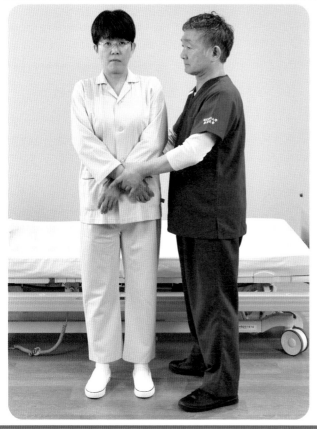

④ ベッド際まで下がってもらう

利用者に「1歩下がります」と伝えてベッドに脚がつく位置まで下がってもらいます。腰から手を離してはいけません

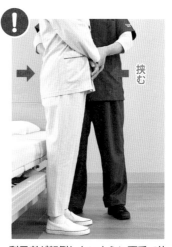

！

挟む

利用者が転倒しないように両手で体を前後から挟んで支え続けること

第4章

体を支える・移動する・座る

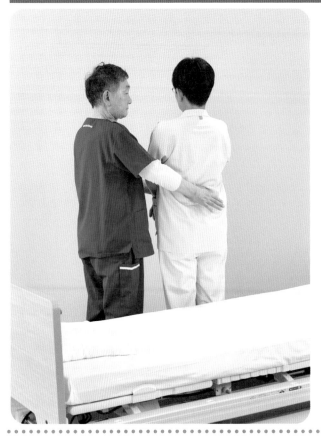

5 利用者に 声をかける

利用者の腰に当てた手で体をタップし、「座ります」と声をかけましょう

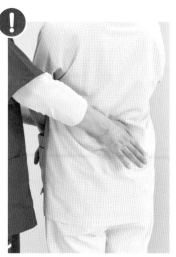

手は離さず、指先だけでトントンとタップすること

6 利用者のお腹を 軽く押す

介助者は、両手首を押さえた手で、利用者のお腹をベッドのほうへ軽く押します

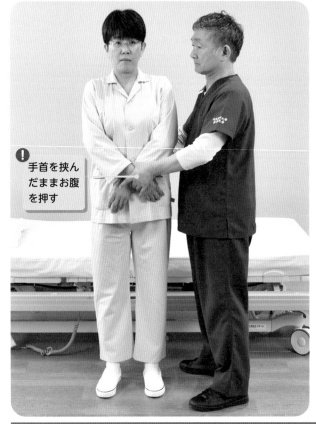

手首を挟んだままお腹を押す

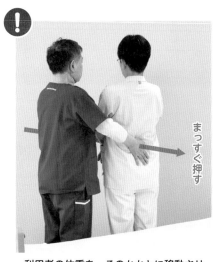

まっすぐ押す

利用者の体重を、そのかかとに移動させるつもりで行う

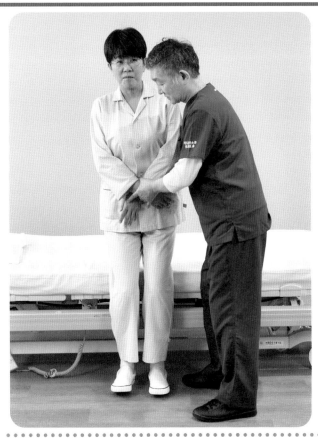

7 腰に当てた手で下方向に押す

利用者の体が崩れ、膝が曲がり始めたら、腰に当てた手で利用者の体を真下へと導きます

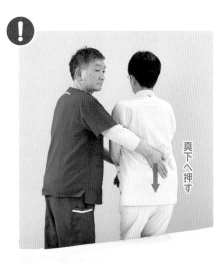

真下へ押す

腰に当てた手で利用者の体を支えながら、座り込む勢いを調整する

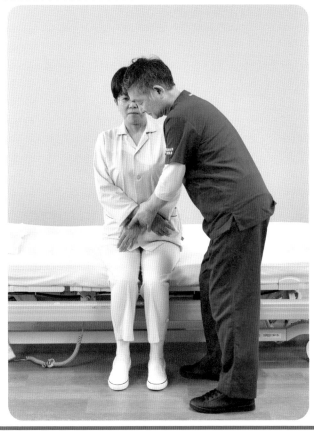

8 利用者がベッド上に座る

介助者が両手で勢いを抑えて、利用者のお尻がゆっくりベッドにおりるよう配慮しながら座ってもらいます

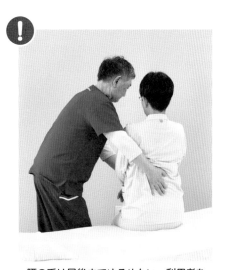

腰の手は最後までゆるめない。利用者を「ドスン」と座らせないように注意

第4章

体を支える・移動する・座る

127

利用者の片側の座骨を支点に体を回転させると、腰を痛めずスムーズに寝かせることができます。腕の差し込み方を変えれば、体の大きな利用者にも使える方法です

ベッドに寝かせる

動画で見る

ポイント

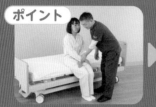

脚を閉じ腕を交差

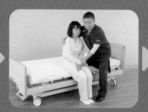

膝をつく

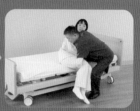

座骨を中心に回転

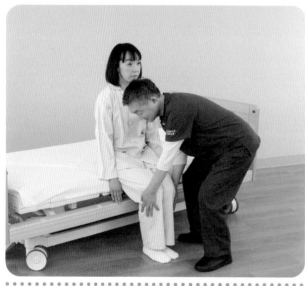

① 利用者の脚を閉じる

ベッドに座ったら、利用者に脚を閉じてもらいます（自力でできない場合は、75ページの方法で介助者が脚を閉じます）

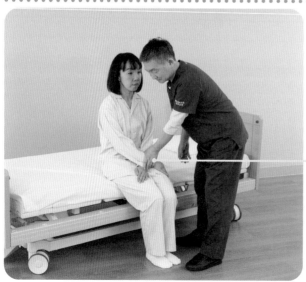

② 利用者の腕を交差する

親指・中指・薬指で利用者の手首を取り、腕をお腹の前で交差します

❗ まず利用者の利き腕から片腕ずつ動かすとよい

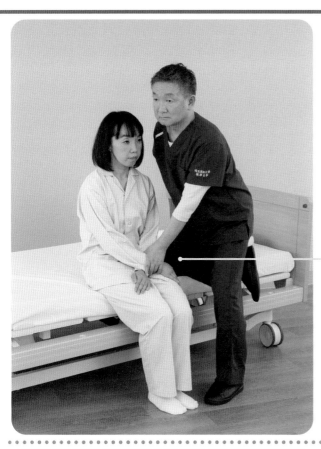

③ ベッドに片膝をつく

介助者はベッド上に片膝をつきます（枕が置かれた側につきます）

> ❗ 膝頭は利用者の骨盤からこぶしひとつぶんくらい離しておく

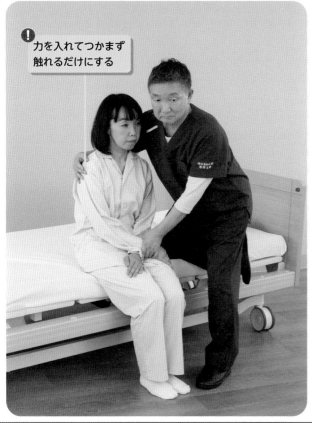

> ❗ 力を入れてつかまず触れるだけにする

④ 腕をまわし利用者の肩に触れる

利用者の背中に腕をまわし、中指・薬指で肩に触れます。そのまま軽く体を引き寄せて、枕のほうへ少し倒します

第4章 体を支える・移動する・座る

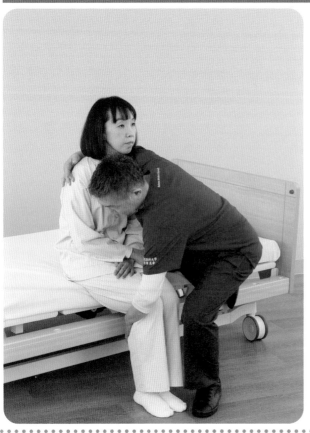

⑤ 膝下から内腕刀を入れて支える

あいている腕を内腕刀にして、利用者の膝の下に差し入れます

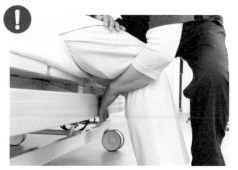

深く差し入れる必要はなく、内腕刀を利用者の膝関節に当てるだけでもできる。手の平で利用者の脚を抱えないように注意

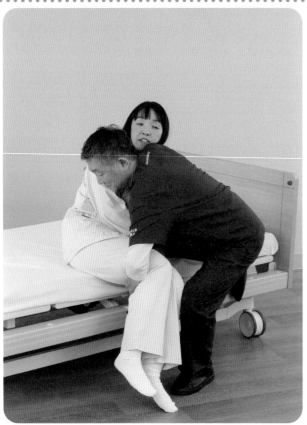

⑥ 利用者の体を傾ける

介助者は、自分の上体を少し起こし、同時に内腕刀と肩に触れた手を軽く引いて、利用者の体を枕のほうへ傾けます

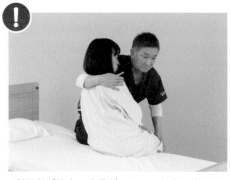

利用者が片方の座骨だけでベッド上に座っている状態にする

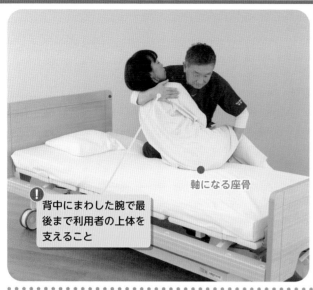

軸になる座骨

! 背中にまわした腕で最
後まで利用者の上体を
支えること

7 座骨を中心に回転させる

介助者が内腕刀を引き上げて、利用者の体を後ろへと押していきます。すると、利用者の体は片側の座骨を軸に回転しながら倒れます

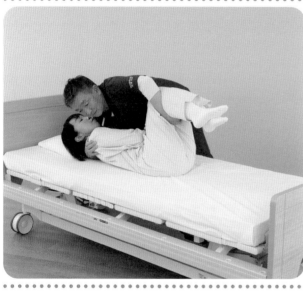

8 利用者を横たえる

片膝をベッド上についたまま、利用者の体をベッドにゆっくりとおろします

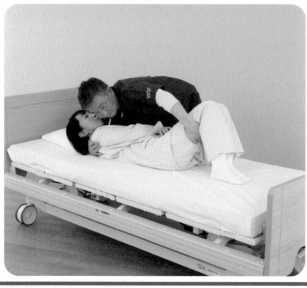

9 膝と肩から両腕を離す

利用者をベッド上に完全に横たえたあとで、膝と肩にある自分の両腕を離したら完了です

第4章 体を支える・移動する・座る

体が大きい人を寝かせる場合

体が大きい人の場合、介助者の腕が脚に届かず、内腕刀を膝下に差し入れられませんが、膝下への腕の入れ方を変えれば介助ができます。手順❹から説明しましょう

❹ 腕をまわし利用者の肩に触れる

利用者の背中に腕をまわし、中指・薬指で肩に触れます。そのまま軽く体を引き寄せて、枕のほうへ少し傾けます

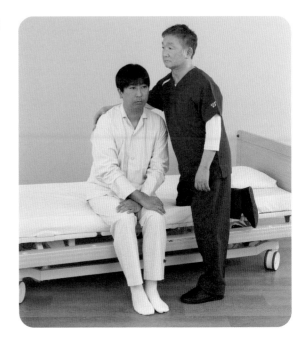

❺ 膝下から内腕刀を入れる

あいている腕を、手前から利用者の膝下に差し入れ、内腕刀をつくります

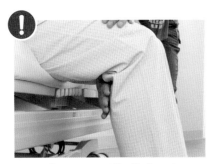

五指をピンと張り、手首は伸ばしておく

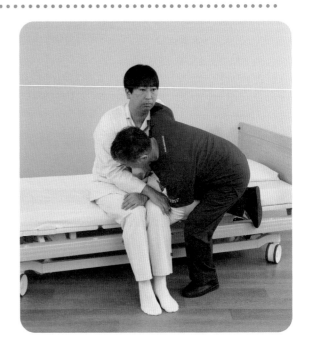

⑥ 利用者の体を傾けて押す

介助者は、内腕刀で利用者の膝を引き上げて傾け、座骨を片方浮かせます。そして自分の上体を起こしながら、さらに内腕刀を引き上げていきます

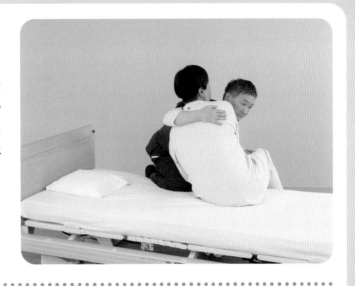

⑦ 座骨を中心に回転させる

利用者の体が倒れながら片方の座骨を支点に回転し、ベッド上に横になっていきます

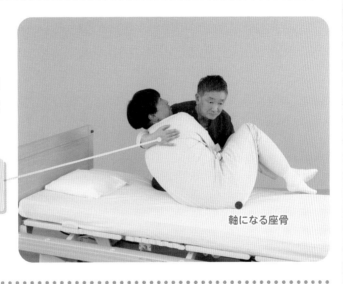

❶ 背中にまわした腕で最後まで利用者の上体を支えること

軸になる座骨

⑧ 利用者を横たえる

膝と肩にある自分の両腕で支えながら、利用者をベッド上に完全に横たえたあと、手を離します

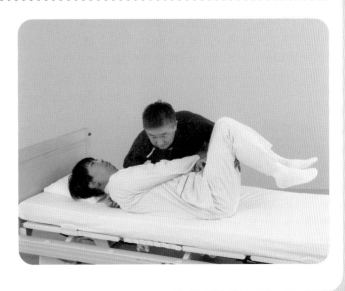

医・看連携の成果「埼玉医大式」

小山政史

埼玉医科大学　副医学部長　国際医療センター　泌尿器腫瘍科　教授
「看護技術・介護技術プロジェクトを推進する会」副委員長

●医療の現場が苦しむ2つの問題

　医療の現場は今、「腰痛」と「コミュニケーション」の問題に直面しています。腰を痛めて、あるいは、世代が異なる患者さんとのコミュニケーションに負担を感じて離職するスタッフが後を絶たず、現場の人手不足を悪化させているのです。本学も例外ではありません。看護師の手が足りず、医師が外来で自ら患者さんの身体介助に当たらざるを得ない、という場面が増えています。

　この問題の解決につながれば、と、本学では2019年から「コミュニケーション」と「介助テクニック」をテーマとする選択必修授業を、根津良幸先生に担当していただいています。根津先生は長年福祉の世界で活躍されてきた一方、独自の介助技術で要介護5の状態を脱した経験もある方です。当事者（患者・要介護者）の立場から医療者教育を行うことのできる唯一無二の講師でした。

　根津先生の講義は学生に大人気ですが、看護師にも先生の介助技術を体験してもらったところ、たちまち評判となり、看護部がすぐ導入に向けて動き出しました。間もなく各病院で技術を身につけたファシリテーターが養成され、根津先生とファシリテーターの指導のもと、2021年10～11月、法人傘下の各病院で研修が実施されました。翌年1月には教授を対象とする講習も行われましたが、その場では各科の教授が、看護師と根津先生から介助を教わったのです。

●医・看合同で画期的なプロジェクトが結実

　本学は「医療と福祉の理想郷」づくりを目指し、院内で、そして地域に向けてさまざまな事業を推進しています。根津先生の画期的な介助技術を「埼玉医大式」と名付け、他の医療・介護施設、そしていずれは各家庭に広めたいとの構想が学内で持ち上がり、大方の賛同を得るのに時間はかかりませんでした。

　こうして2022年4月、根津先生を実行委員長とする「看護技術・介護技術プロジェクトを推進する会」が正式にローンチします。医・看の緊密な協働から生まれたこのプロジェクトの成果のひとつが、本書です。

　根津先生の介助技術は、在宅介護の負担を軽減できる画期的なものです。安心、安全な地域包括ケアを実現するために、住み慣れた家で最期まで暮らせるように、今後は地域での介護講習や、介護施設内での研修などを通じて、まず埼玉県内へ、いずれは日本全国へと埼玉医大式を広めていきたいと考えています。

第5章

車イスを使って 移動する

介護には車イスが不可欠ですが、その安全な使い方は意外と知られていません。
基本事項から移乗の介助まで、この章で正しい方法を詳しく説明します

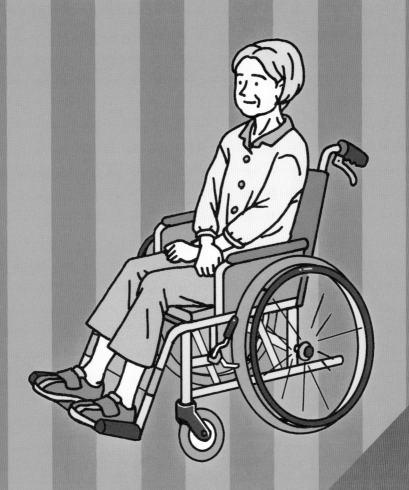

車イス介助の注意点

上手に使わないと、介助者がケガをする

　車イスは、少し扱い方を間違えただけで、腰痛などさまざまなケガのもとになります。たとえば車イスを押すとき、腕力で勢いをつけて押してはいないでしょうか。あるいは折りたたみ式の車イスを閉じるとき、持ち上げるようにして閉じてはいないでしょうか。

　こうした動作を毎日くり返すと腰に負担が蓄積され、やがて腰痛につながります。

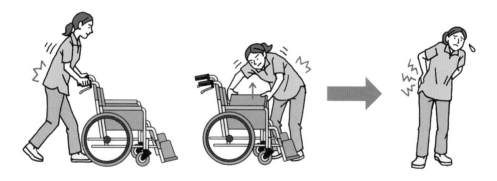

介助者が気をつけないと、利用者にケガをさせてしまう

　車イス介助の方法を誤ると、介助される立場にいる高齢者や患者さんにも、ケガを負わせてしまう危険があります。たとえば車イスからの立ち上がり介助を考えてみましょう。

　現場でよく行われているのは、「❶ズボンをつかむ→❷利用者の脚の間に介助者が脚を入れる→❸力いっぱい引いて立たせる」というパワー介護です。

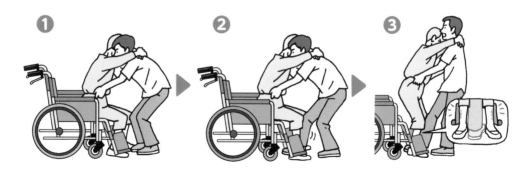

　この方法だと、両脚が車イスのステップ板にこすりつけられるので、利用者は痛みを感じるでしょう。場合によっては内出血の原因になるかもしれません。ほかにも、介助者のわずかな油断や確認忘れが、次ページに挙げるような事故につながることもあります。

車イスで起こりやすい事故の一例とその原因

倒れ込み

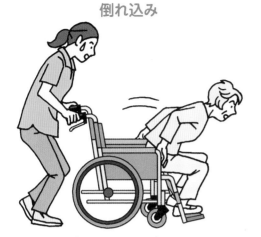

利用者の頭が前に傾いて体が崩れていると、勢いで投げ出される

巻き込み

手が肘かけの外に出て巻き込まれる。移動時の振動で手が落ちて起こることも

ずり落ち

座り方が浅いと、利用者の体が勢いよく滑り落ちてケガをすることがある

不意に動く

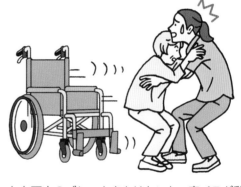

左右両方のブレーキをかけないと、車イスが動いて介助ができず転倒の原因になる

ケガをしない・させない車イス介助を学ぼう

　住まいのなかでの移動、通院、買い物など、私たちは移動なしには暮らせません。また、病室からちょっと出る、施設の敷地内を少しまわる、といった程度のわずかな移動でも、体に不自由のある人には最高のリフレッシュになるものです。

　高齢者や患者さんのQOL（生活の質）維持のためにも、車イス介助を避けて通ることはできません。だからこそ積極的に車イス介助に取り組んでいる、という介助者も、きっとたくさんいることでしょう。

　その熱意・善意を、ケガや事故という悲劇にしないためにも、正しい「車イスの扱い方」「車イス介助」の技術をぜひ身につけましょう。ポイントを押さえれば事故は確実に防げるうえ、安全で楽な介助もできるのです。この章を大いに参照してください。

車イスを扱うとき、介助者があらかじめ必ず押さえておくべき知識をまとめました

車イス各部の名称と介助者が確認すべき5点

車イス各部の名称

車イスの各部分は下のように呼ばれます。この後も出てくるので、覚えておきましょう

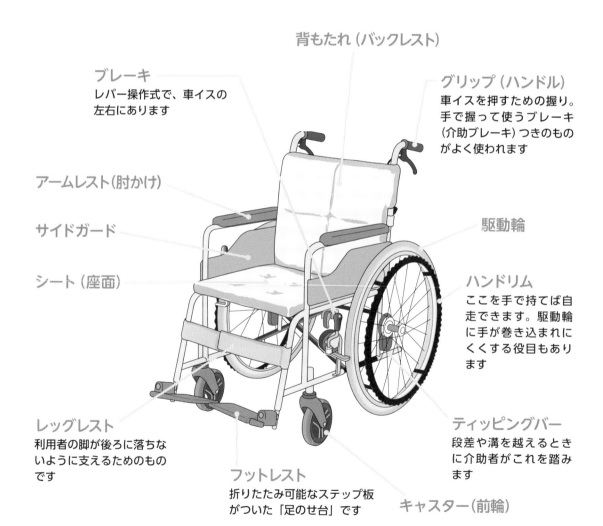

背もたれ (バックレスト)

ブレーキ
レバー操作式で、車イスの左右にあります

グリップ (ハンドル)
車イスを押すための握り。手で握って使うブレーキ (介助ブレーキ) つきのものがよく使われます

アームレスト(肘かけ)

サイドガード

駆動輪

シート (座面)

ハンドリム
ここを手で持てば自走できます。駆動輪に手が巻き込まれにくくする役目もあります

レッグレスト
利用者の脚が後ろに落ちないように支えるためのものです

ティッピングバー
段差や溝を越えるときに介助者がこれを踏みます

フットレスト
折りたたみ可能なステップ板がついた「足のせ台」です

キャスター(前輪)

介助者が確認すべき5点

利用者が車イスに乗ったら、動き出す前に必ず以下の5点をすべて確認しましょう

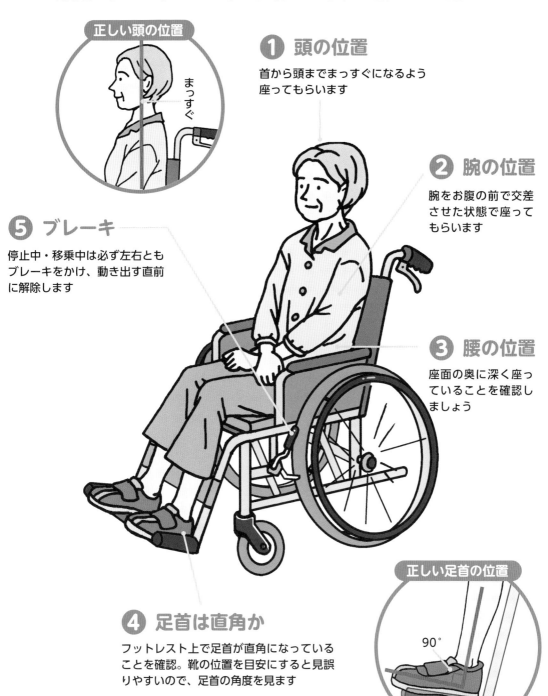

正しい頭の位置

まっすぐ

❶ 頭の位置

首から頭までまっすぐになるよう
座ってもらいます

❷ 腕の位置

腕をお腹の前で交差
させた状態で座って
もらいます

❺ ブレーキ

停止中・移乗中は必ず左右とも
ブレーキをかけ、動き出す直前
に解除します

❸ 腰の位置

座面の奥に深く座っ
ていることを確認し
ましょう

❹ 足首は直角か

フットレスト上で足首が直角になっている
ことを確認。靴の位置を目安にすると見誤
りやすいので、足首の角度を見ます

正しい足首の位置

90°

車イスを開くときによく起こる「座面と肘かけの間に指を挟む」「ステップ板ですねを傷つける」といったケガを避けつつ、楽に車イスを開く方法を紹介します

車イスの広げ方

ポイント

動画で見る

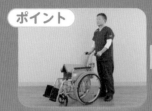

後ろから少し開く

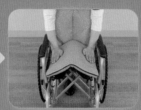

小指を当てる

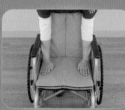

押し広げる

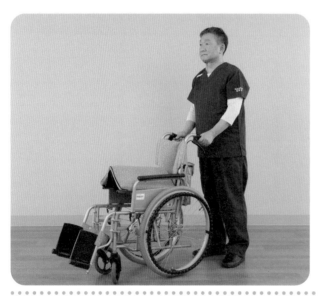

① 背もたれの後ろから立つ

折りたたまれた車イスの背もたれの後ろに立ち、手で左右に引っ張って半分ほど開きます

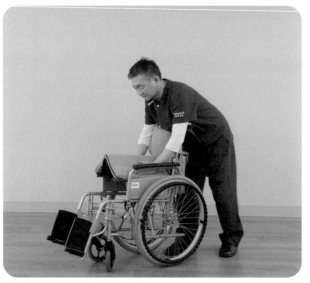

② 座面に指を当てる

片足を軽く踏み出し、前にかがんで、座面の左右のへりに沿って小指を当てます

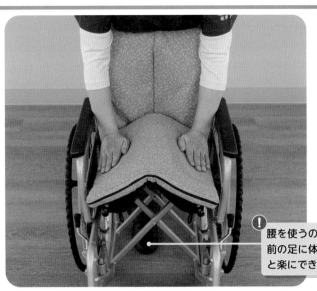

③ 座面に手を当てて体重をかける

小指をずらさないように気をつけながら、座面に体重をかけます

> 腰を使うのではなく、前の足に体重をかけると楽にできる

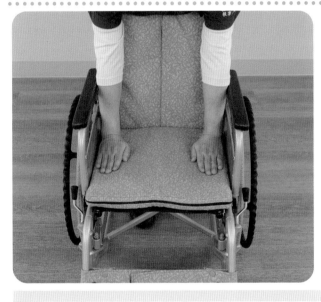

④ 車イスが開く

座面が全開になり、車イスが開いたら完了です

なぜ車イスを背もたれ側から開くのか

　無造作に車イスを開くのは事故のもとです。「①正面から車イスを開いたら、すねにステップ板がぶつかって傷を負った」「②座面を開くとき、座面と肘かけの間に指を挟んで骨折した」といったケガが起きやすいので、注意しましょう。本書の方法なら、①②のようなケガは防げます。

　大きな音をたてずに車イスを開くことができるのも、埼玉医大式の利点です。ていねいな印象となり、利用者に安心感を与えることができるのです。

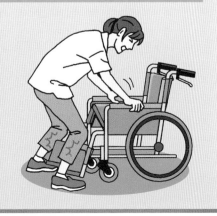

第5章 車イスを使って移動する

141

車イス（とくにハンドブレーキのあるもの）は意外に重く、持ち上げてたたむと腰に負担がかかります。真横に立ってたたむ方法にぜひ変えましょう

車イスのたたみ方

動画で見る

ポイント

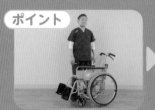

真横に立つ

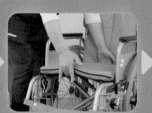

中指・薬指をかける

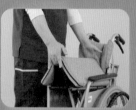

斜め上に引く

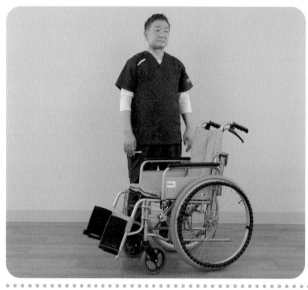

１ 車イスの真横に立つ

介助者は、車イスの真横に立ちます（左右どちらに立っても構いません）

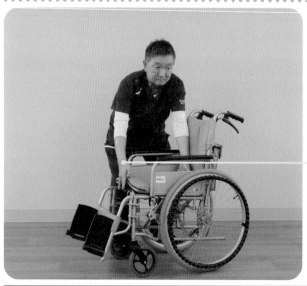

２ 座面に指を差し入れる

両手の中指・薬指を座面の下に差し入れます（フットレスト側と背もたれ側の両方から差し入れます）

❗ 手首はしっかり伸ばしたままにすること

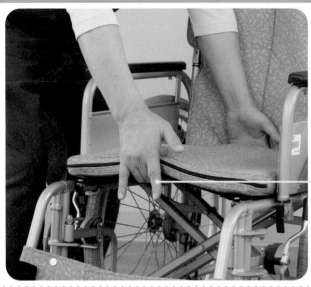

③ 下から座面に触れる

折りたたみ式の車イスは、座面が中央で折れるようになっています。その中央の折れ線に沿って、中指・薬指をひっかけます

> ❗ 親指・人差し指・小指は浮かしておく

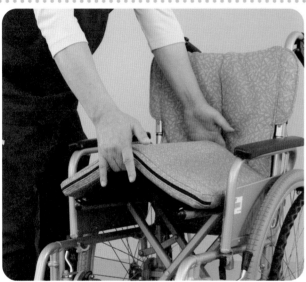

④ 指を斜めに引く

真後ろに体重をかけて座面を引きます。真上に引き上げると腰に負担がかかるので、斜め45度の角度で手前に引き上げるつもりで行います

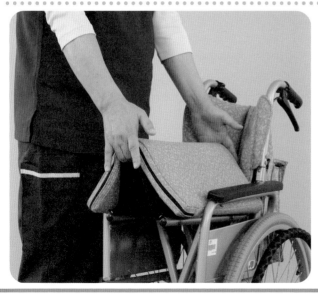

⑤ たたまれた状態になる

車イスがたたまれたら、指を抜いて完了です

第5章

車イスを使って移動する

143

車イスに乗る①

「トランス」とも呼ばれる移乗は事故やケガが起こりやすい介助ですが、ここで紹介する方法なら大きくリスクを減らせます。必ずブレーキを確認してから行ってください

ベッドから車イスへの移乗

動画で見る

ポイント

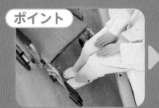
車イスを斜めに寄せる

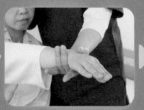
肘かけに手を導く

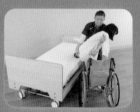
座骨に触れて押す

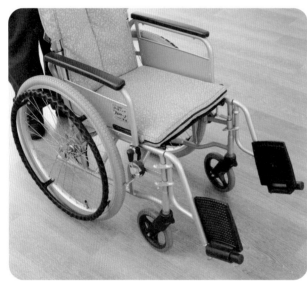

1 移乗の準備をする

車イスのステップ板を上げ、レッグレストははずしておきます

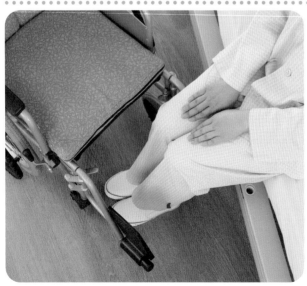

2 車イスを健側に寄せる
けん　そく

利用者の両脚がステップ板の間に深く入るよう、斜めに車イスを寄せます。片麻痺がある人の場合は必ず麻痺のない側（健側）に寄せるようにします

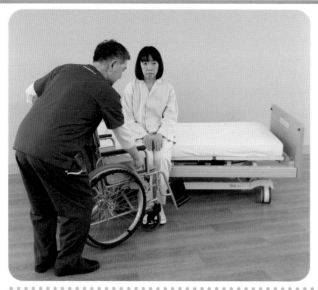

③ 必ずブレーキをかける

必ず左右のブレーキをかけてから、介助に入りましょう

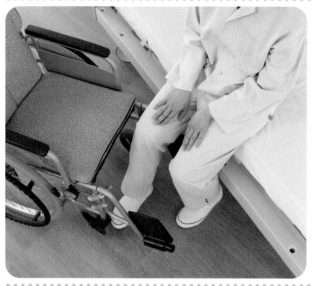

④ 利用者の片足を前に出す

車イスの座面に近いほうにある利用者の足を前に出します。もう一方の足はできるだけ後ろに下げておきます

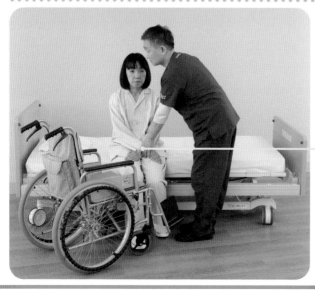

⑤ 両腕を交差させる

親指・中指・薬指で利用者の腕を取り、お腹の前で交差させます

❗ 車イス側の腕が上になるように交差させる

第5章 車イスを使って移動する

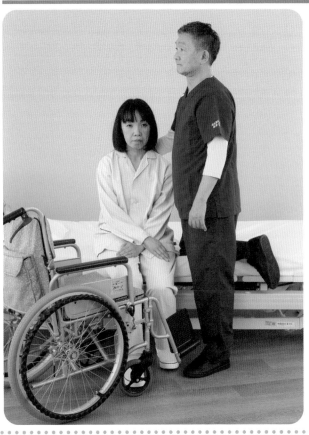

6 ベッドに片膝をつく

介助者がベッドに片膝をつきます。膝頭を利用者の骨盤のすぐ横に置きましょう

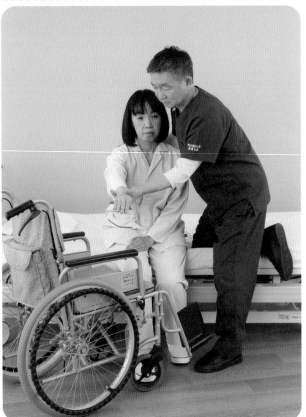

7 利用者の手首を取って前へ導く

車イス側にある腕の手首に触れ、肘かけのほうへ誘導します

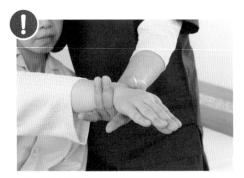

上からつかむと利用者が身を固くするので、必ず下から親指・中指・薬指で手首に触れて行う

8 肘かけを つかんでもらう

利用者に前傾してもらい、肘かけを握ってもらいます

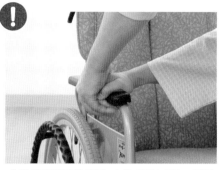

介助者が利用者の手に自分の手を重ね、利用者と一緒に指を曲げると肘かけを確実に握ってもらえる

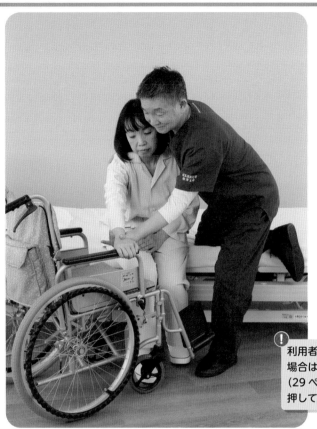

利用者がなかなか前傾しない場合は、背骨と肩甲骨の交点（29ページ参照）を軽く手で押して手伝うとよい

9 腋（わき）の下に腕を 差し入れる

介助者は、手首に触れていた手を離して利用者の腋の下に差し入れます。親指は天井に向け、五指をピンと張り、手首を伸ばして内腕刀で支えます

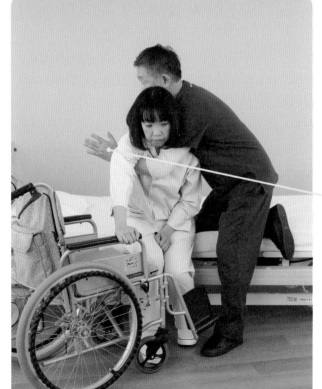

手首を曲げて抱きかかえてしまわないように注意

第5章 車イスを使って移動する

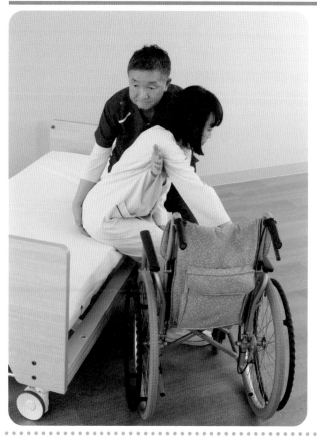

⑩ 利用者の座骨に触れる

あいている腕を背中からまわして、利用者のお尻の下に手を差し入れます

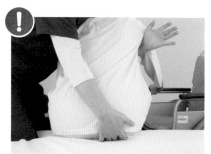

手をお尻の下に深く差し入れ、中指・薬指で座骨に触れる

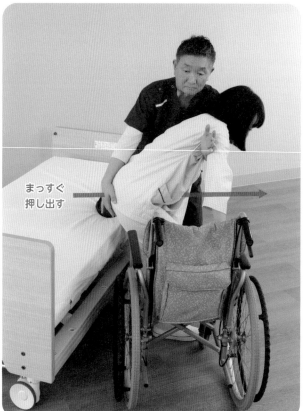

まっすぐ
押し出す

⑪ 腕全体を使って前に押す

腕を利用者の背中にしっかり密着させ、腕全体を使って利用者をゆっくりと押し出します

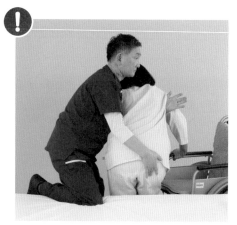

介助者は自分の正面に視線を向けたままにする

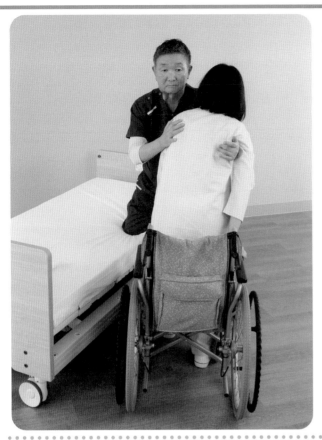

⑫ 支えながら座面へ導く

利用者の体は、手順❹で前に出した足を軸に回転します。その回転に合わせて、座骨に触れていた手を利用者の上半身に移動させます

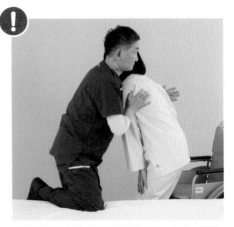

利用者の背中が車イスのほうを向いたら、座骨に触れていた手を移動させて左右から支える

⑬ 車イスへの移乗が完了

左右から体を支えたまま、介助者は利用者のお尻を車イスの座面へゆっくりと導きます。着座が完全に終わるまで手を離さないようにしましょう

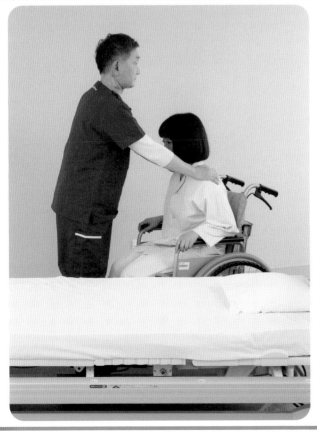

移乗がうまくいっても、利用者の座り方が浅いことがよくあります。ずり落ちの原因になるので、必ず座り直しを行いましょう。誰にでもできる簡単な方法を教えます

深く座り直してもらう

動画で見る

ポイント

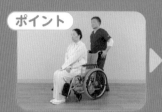 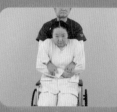 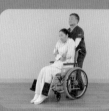

太腿をつける　　両腕を取って組む　　真後ろに引く

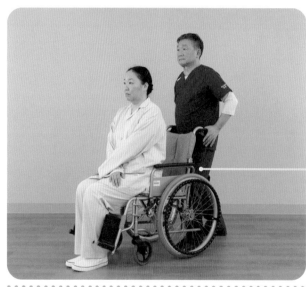

1 背もたれに太腿をつける

車イスの真後ろに立ち、片足を前に出して少し体重をかけ、太腿を背もたれにしっかりつけます

❗ この太腿が支点になるので、必ず背もたれにつけること

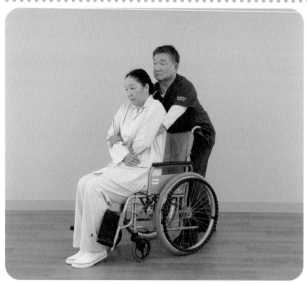

2 腋の下から両腕を取る

腋の下から両腕を差し入れ、親指・中指・薬指で利用者の両腕を取ります

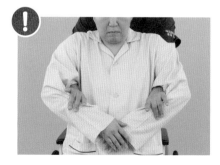

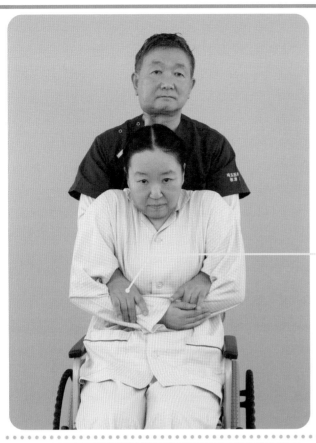

③ 腕をみぞおちで交差させる

取った腕を利用者のみぞおちあたりで交差させます

> ❗ 介助者の左脚が前のときは、この写真のように右腕が上になるようにする。逆に右脚が前なら、利用者の左腕を上にする

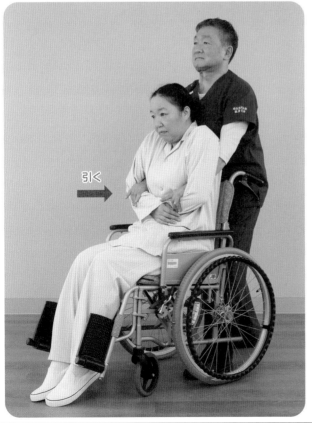

引く →

④ 真後ろに引く

介助者が後ろの足に体重をかけて両腕を引くと、簡単に座り直しができます

ステップ板や、利用者の履物の足底部分には、必ず床（あるいは地面）の汚れや雑菌がついています。感染源になり得るそうした汚染部分との接触を最小限にできる介助法です

足をステップ板にのせる
──感染リスクを意識して──

動画で見る

ポイント

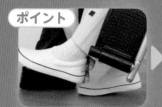

足を上げる

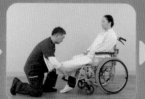

指でステップ板を下げる

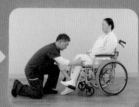

足をのせる

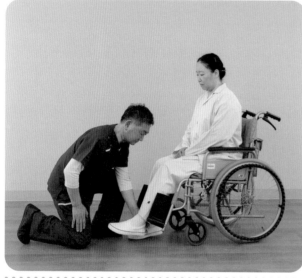

1 かかとに触れる

車イスの正面にかがみ、利用者の脚の間から手を入れて、履物に触れます

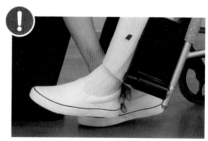

傷つきやすいアキレス腱を避け、履物のかかとに中指と薬指で触れる

2 利用者のかかとを手前に引く

中指・薬指を履物のかかとにひっかけて引くと、利用者のすねが上がります

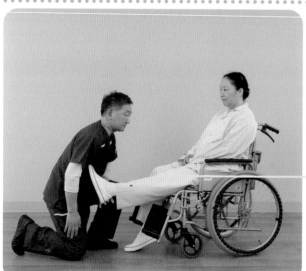

膝を伸ばすのを助けるつもりで行うとよい

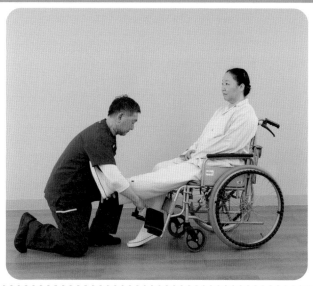

③ 指1本でステップ板を下げる

利用者の足を保持したまま、あいている手の指でステップ板を下げます

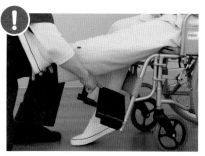

手前の角を人差し指1本で押し下げる

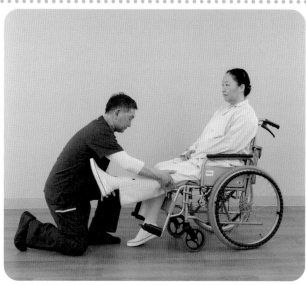

④ 膝裏に中指・薬指を当てる

ステップ板を下げた手の中指・薬指を利用者の膝関節の裏に当てます

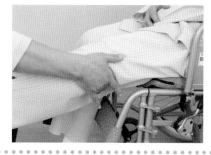

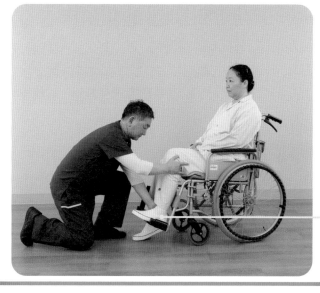

⑤ 足をステップ板にのせる

膝裏に当てた指を軽く手前に引いて関節を曲げ、利用者の足をステップ板に導きます（もう片方の足についても、同様に①〜⑤を行います）

足をのせ終わるまで、かかとから指を離さないこと

腕力だけで車イスを押すのは、いずれ介助者が腰を痛める原因になります。動き出しや停止のときの衝撃で利用者の体にも負担をかけるので、ぜひこのページの方法に変えてください

車イスを押す／止める

動画で見る

ポイント

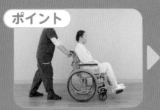
肘を伸ばして1歩進む

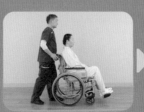
2歩目で体を寄せる

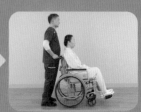
ハンドルを握って止める

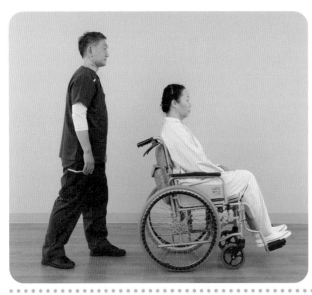

① 脚を前後に開いておく

車イスの後ろに立ち、脚は前後に軽く開いた状態にしておきます（左右どちらが前でも構いません）

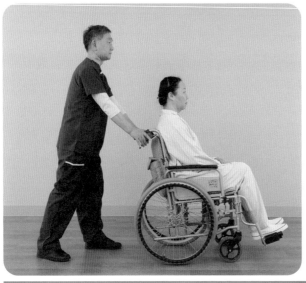

② ハンドルに手を置く

少し前傾してハンドルに手を置きます。力を抜いて指を下に垂らし、握らないようにしましょう

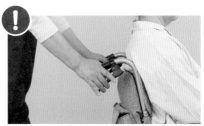
自転車のハンドルを握るときのように、ブレーキに触れるだけにする

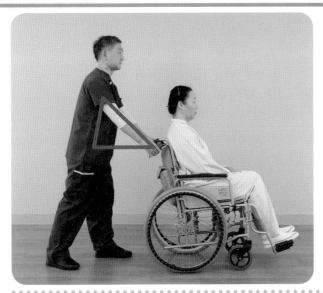

③ 肘を伸ばして 三角形を意識

写真のように、肘を伸ばして自分の腕と体の側面で三角形をつくります。この三角形を崩さないよう意識しながら、手順④へ進みましょう

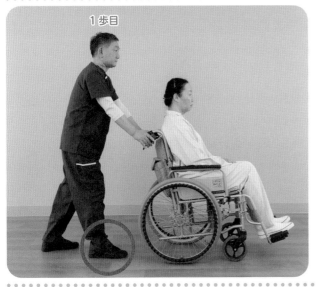

1歩目

④ 後ろの足を前方に 踏み出す

肘を曲げないように、三角形を意識しながら、1歩目を踏み出します。肘を伸ばしておくと、体幹・肩・腕の全体を使って車イスを押せるので、腰に負担をかけずにすみます

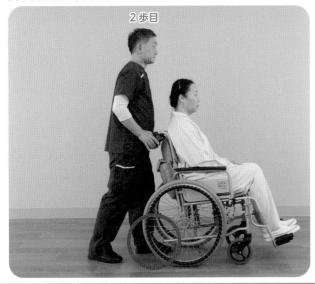

2歩目

⑤ 2歩目で肘を 曲げる

2歩目を踏み出したところで肘を軽く曲げ、自分の体を車イスに近づけます。このあとは、ゆっくり歩いて車イスを押し続けます

第5章

車イスを使って移動する

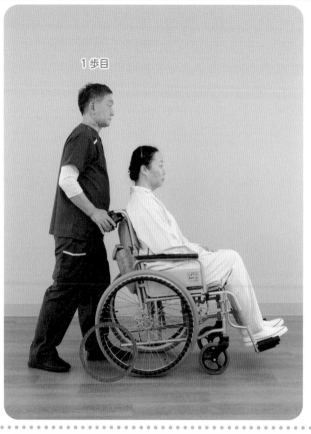

1歩目

6 止まるときは 車イスに近づく

車イスを止めたいときは、肘を曲げ、大きめに1歩踏み出します

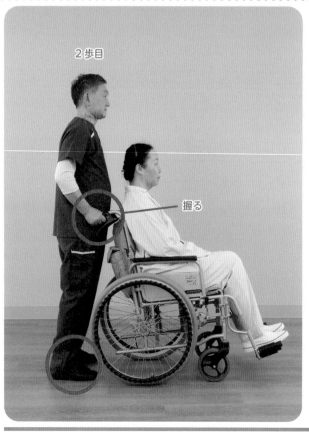

2歩目

握る

7 ハンドルを 握って止める

さらに車イスに近づきながら2歩目を踏み出します。そして足をそろえながら、ハンドルを一瞬だけグッと握りましょう。このようにすると介助者の体重が地面にかかるので、手元の介助ブレーキを握らなくても車イスが止まります

車イスを無造作に押してはいけない

根津良幸

埼玉医科大学医学教育センター　客員教授
「看護技術・介護技術プロジェクトを推進する会」実行委員長

●車イスの介助ブレーキを使わないのはなぜか

車イスを腕力で押したり、止めたり、あるいはハンドルについている介助ブレーキを使って停止させたりするのが従来の車イス介助です。でも、埼玉医大式の介助では、こうしたやり方は行いません。介助者の体にも利用者の体にも負担がかかるからです。

車イスを腕の力で押す（止める）とき、介助者の腰に一瞬だけ力がかかります。ごくわずかな負担ですが、その負担は車イスを動かすたびに蓄積していきます。やがては、腰痛やヘルニアの原因になるでしょう。

力まかせに押す動作は、介助者にとって明らかに危険です。一日も早くやめるべきです。

●首の「ガックン現象」が患者に負担をかける

また、車イスを実際に押してみるとわかりますが、腕力で車イスを押すと、乗っている人の首が一瞬後ろに傾き、そのあとガックンと前に倒れ、そして元に戻るという現象が起こります。介助ブレーキを使って車イスを止めた場合も、似たような「ガックン現象」が起こります。

この現象は、間違いなく利用者の首に負担をかけています。本人は何も言わないかもしれませんが、たとえば頭頸部の手術を受けたばかりの患者さんや、筋力が落ちた高齢者は、おそらく相当つらい思いをしているはずです。

●時間感覚の違いを意識しなければいけない

さらに、介助者は概して、車イスを速く押しすぎです。健常者が普通に歩く速度ではスピードが速すぎて、車イスに乗っている人は恐怖を感じます。

介助が必要な人と健常者では、「生きている時間軸」が違います。健常者がものの数秒で行う動作を、介助が必要な人は、30分も40分もかけてゆっくり行っています。そんな時間感覚に慣れた人にとって、「健常者が普通に歩く速度」は、感覚的には新幹線の速度とほとんど変わらないのです。

車イスを「ただ押す」のは造作もないこと。だからこそ介助者は油断して、乗っている人がどう感じているかを見落としがちです。十分注意してください。

足底やステップ板との接触を最小限に抑えられる方法です。
足をのせるとき（152ページ）と手の使い方が少し異なるの
で、間違えないようにしてください

足をステップ板からおろす
──感染リスクを意識して──

動画で見る

ポイント

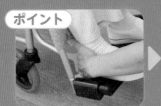

足を上げる

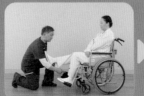

指でステップ板を上げる

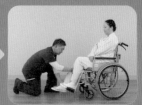

足をおろす

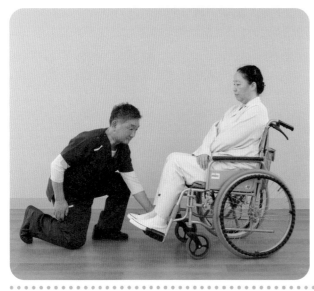

1 靴のかかとに触れる

車イスの正面にかがみ、車イスの外側
から手を入れて履物に触れます

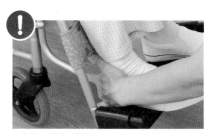

中指と薬指だけでかかとに触れる

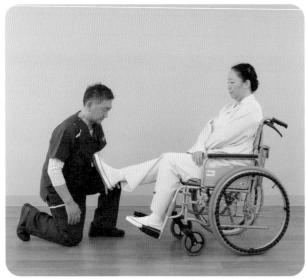

2 利用者のかかとを引く

中指・薬指を履物のかかとにひっかけ
て引くと、利用者のすねが上がります

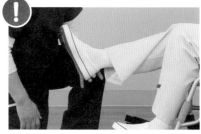

傷つきやすいアキレス腱には触れな
いこと

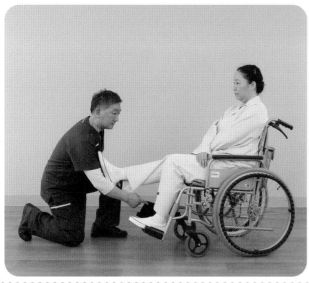

③ ステップ板を指で押し上げる

足を保持したまま、あいている手の人差し指でステップ板を押し上げます

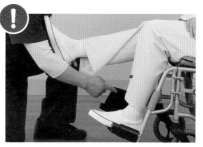

手前にある角を下から人差し指1本で押し上げる

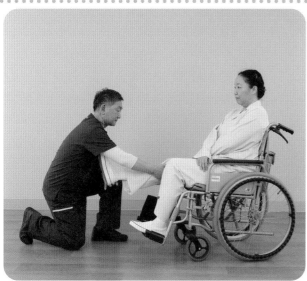

④ 膝裏に中指・薬指を当てる

ステップ板を上げた手の中指・薬指を利用者の膝関節の裏に当てます

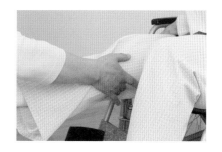

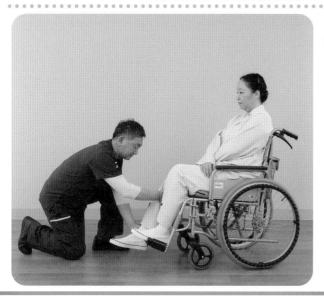

⑤ 利用者の足をおろす

両手で利用者の足を軽く上に引き上げて膝関節が曲がるのをサポートしたあと、足をそっと床におろします（もう片方の足についても、同様に①〜⑤を行います）

第5章 車イスを使って移動する

腋の下に指をひっかけて行う立ち上がり介助です。ここでは車イスから立つ場合を想定して説明しますが、椅子やベッドに腰かけている利用者の介助にも使うことができます

車イスから立つ
——指フック式の立ち上がり介助——

動画で見る

ポイント

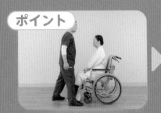
横に1歩足を出す

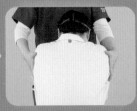
腋の下に指をかける

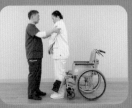
真後ろに下がる

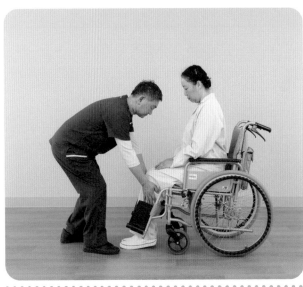

1 脚を閉じてもらう

介助者は利用者の正面に立ちます。まず利用者の足をステップ板からおろして、両脚を閉じてもらいます（自力で脚を閉じるのが難しい場合は75ページの方法で介助者が脚を閉じます）

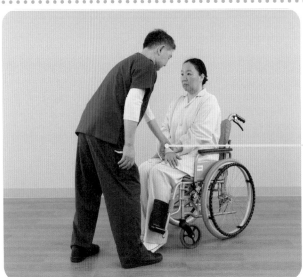

2 両腕を交差

親指・中指・薬指で利用者の手首を取り、お腹の前で交差させます

❗ 利用者の利き腕から片腕ずつ取るとよい

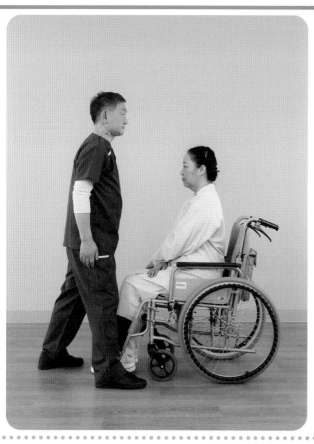

③ 片足をステップ板の外側に踏み出す

利用者の真正面に立ったまま、片足を
1歩踏み出してステップ板の脇に置き
ます

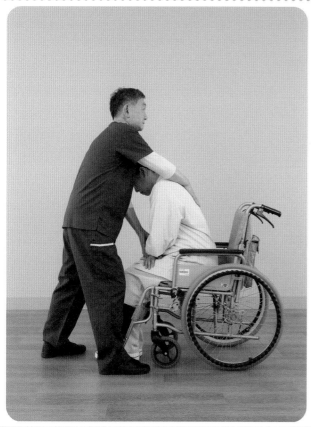

④ 利用者に前傾してもらう

利用者の背骨と肩甲骨の交点を押して
前傾してもらいます

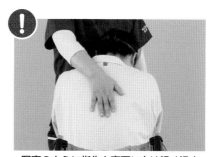

写真のように指先を真下に向け軽く押す

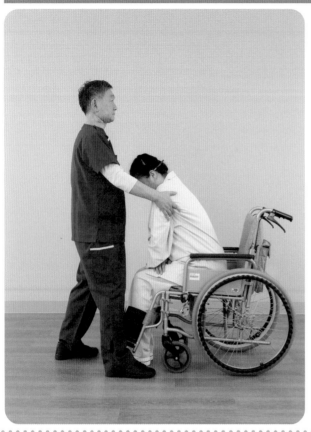

⑤ 腋の下に中指・薬指を差し込む

両手の中指と薬指を曲げ、利用者の左右の腋の下に差し入れてひっかけます。親指は伸ばして、利用者の肩甲骨に軽く添えておきます

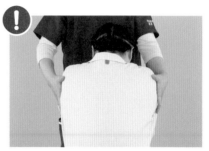

人差し指・小指は外に出しておき、親指は肩甲骨に当てる。手首を曲げないようにするのがポイント

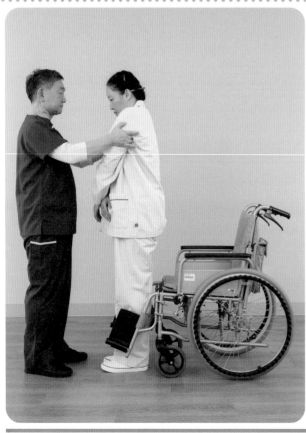

⑥ 真後ろに引く

介助者が、自分の後ろの足に体重をかけ、手首をのばしたまま真後ろに利用者を引くと、利用者の体が崩れて立ち上がってきます（このあと必ず体位保持を行います。動画や第4章を参照）

車イス上の患者の本音、教えます

根津良幸
埼玉医科大学医学教育センター　客員教授
「看護技術・介護技術プロジェクトを推進する会」実行委員長

●患者にとって車イスはありがたい道具

　脳梗塞で倒れた私は、2年8ヵ月にわたる車イス生活を経験しました。だから、患者さんにとって車イスがどれほどありがたいものか、よくわかります。入院している病室から検査室まで移動するとか、外に出て病院の敷地内を車イスで散歩するとか、その程度のわずかな移動・外出であっても、車イスを使っている患者さんにとっては何よりのリフレッシュなのです。

　ですが、介助者が十分に配慮しないと、幸せな外出は一瞬にして不快で苦痛な時間に変わってしまいます。

●体感温度がまったく異なることに注意

　みなさんは、車イスに乗った人が真夏でも「寒い！」と感じることがあるのを知っていますか？　ある真夏の猛暑日に、私は車イスでスーパーに買い物に行ったことがあります。

　車イスを押している人は、クーラーのきいた店内を快適と感じているようでした。でも、私は凍えそうでした。冷気は下のほうに滞留します。車イスに座っている私は位置が低いので、その冷気を全身に浴びていたのです。外出先によっては、真夏でも上着や膝かけが必要だと痛感しました。

●小さな凹凸がいちばん体に負担をかける

　また、日本の道路は完全なバリアフリーではありません。バリアフリー化が進んでいない場所もあれば、視覚に障害がある人のための誘導用ブロックなどが設けられた場所もあります。数センチ程度の小さな凹凸が、そこかしこにあるわけです。その上を、健常者が普通に歩くスピードで車イスを押して移動すると、車イスがガクガクと細かく振動します。

　車イスに乗っている人には、この振動がとてもしんどいのです。ですから、介助者が車イスを押すときは、歩く速度を意識的に落として、ごくゆっくりと動かなければなりません。

　患者さんや要介護のお年寄りは、自分のニーズや感じていることを言葉にできない（あるいは、遠慮して言葉にしない）場合があります。介助者が自らすすんで配慮するようにしてください。

利用者の真横に立つことで、感染リスクをできるだけ抑えて介助する方法です。車イスからの立ち上がりだけでなく、椅子やベッドからの立ち上がりで使ってもいいでしょう

サイドアップで立つ
──感染リスクを抑えて──

動画で見る

ポイント

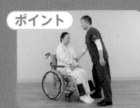

脚を閉じ腕を交差

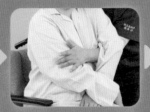

横から腕を編み込む

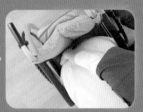

前傾させて座骨を押す

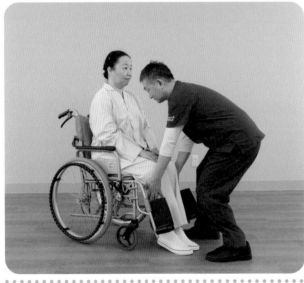

1 脚を閉じてもらう

ステップ板から利用者の足をおろし、利用者に脚を閉じてもらいます（自力で閉じるのが難しい場合は、75ページの方法で介助者が脚を閉じます）

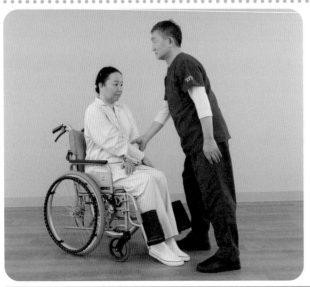

2 両腕をお腹の前で交差

利用者の両手首を取り、お腹の前で腕を交差します（手順❸で介助者が立つ側の腕を、必ず下にしましょう）

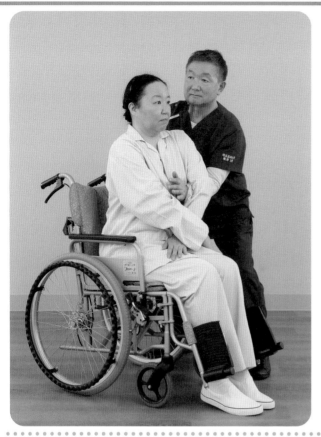

③ 真横から介助者の腕を編み込む

介助者は両足を肩幅くらいに広げて車イスの真横に立ち、利用者の腕の下から自分の腕を差し入れます

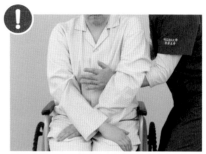

介助者が少しかがんで、まっすぐ腕を入れる

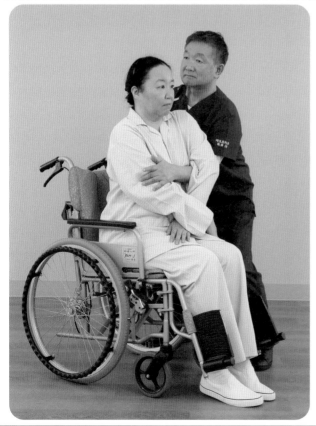

④ 上から利用者の腕に触れる

腕を深く編み込んで、介助者から見て奥のほうにある腕に手の平を置きます

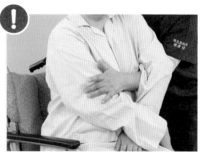

中指・薬指を曲げて触れ、外れないようにひっかける

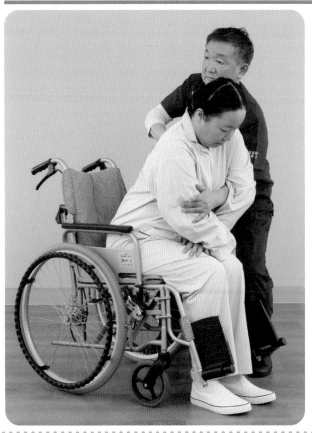

5 利用者に 前傾してもらう

あいている手を利用者の背中にまわし、背骨と肩甲骨の交点を押して前傾してもらいます

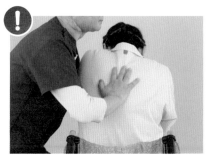

写真のように指を上に向けて軽く押す

6 利用者の座骨に 触れる

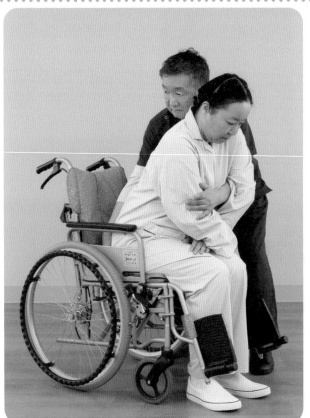

背中にまわした手を利用者のお尻の下に差し入れ、中指・薬指で座骨に触れます

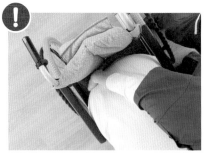

手をお尻の下に深く差し入れて中指・薬指の先だけで座骨に触れ、腕を背中にぴったりつける

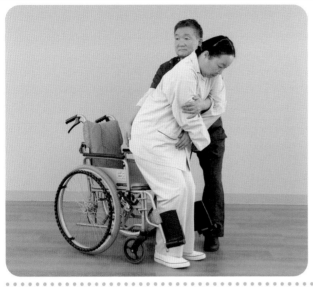

7 利用者を前に押し出す

腕全体を利用者の背中に密着させて、利用者の体を前に押し出します

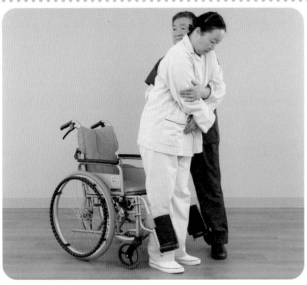

8 利用者の膝が伸びる

手順❸で編み込んだ腕で立ち上がる勢いを調整しながら、利用者の膝が伸び切るまでサポートします

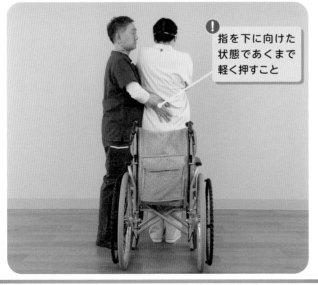

> ❗ 指を下に向けた状態であくまで軽く押すこと

9 立ち上がりが完了

利用者の座骨に触れていた手を背骨と骨盤の交点のところに移動させて軽く押します。それによって利用者の体が直立したら完了です

> ❗ 編み込んだ腕と腰の手で利用者の体を前後から挟み、しばらく立位を保持してから次のケアに移る

第5章 車イスを使って移動する

立位から車イスやベッド、椅子に座ってもらう介助法です。利用者の視野に入る位置で、その体を前と後ろから支えて介助するので、背後を見ずに座る利用者の不安を軽減できます

横からの着座介助
──感染リスクを意識して──

動画で見る

ポイント

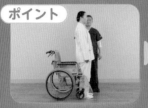
真横に立つ

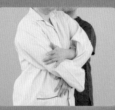
腕を編み込む

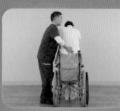
下に押して着座

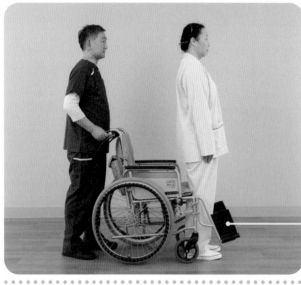

① 車イスを利用者の真後ろにつける

立っている利用者のすぐ後ろに車イスを寄せます。レッグレストは外しておきましょう

❶ ステップ板を上げ、座面が利用者の膝の裏に触れるまで近づける

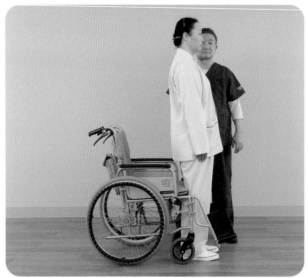

② 真横に立つ

車イスにブレーキをかけてから、介助者が利用者の真横に立ちます。片麻痺の人を介助する場合は、必ず患側（麻痺のある側）に立ってください

❶ 差し向かいではなく真横に立つことで、感染リスクの軽減が期待できる

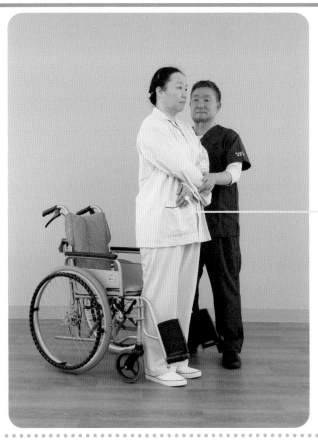

③ 腕を交差させる

利用者の腕を取り、お腹の前で交差させます

❗ 介助者のほうにある腕が下になるようにすること

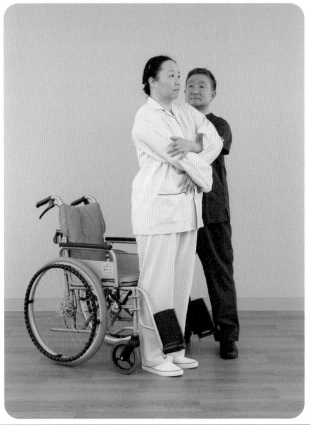

④ 横から手を編み込む

介助者は、利用者の腕の下から自分の腕を深く差し入れます。奥の腕に手を置き、中指・薬指を曲げて触れます

❗

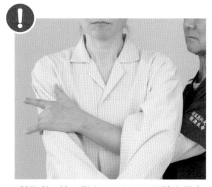

利用者の腕に指をひっかけて両腕を固定する

第5章 車イスを使って移動する

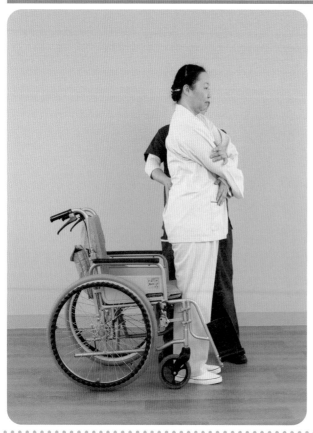

⑤ 手を腰に当てる

あいている手を利用者の背中にまわし、手の平を背骨と骨盤の交点に当てて体を支えます

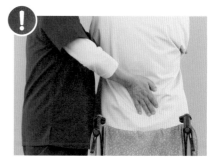

指を下に向けておくこと

⑥ 声をかける

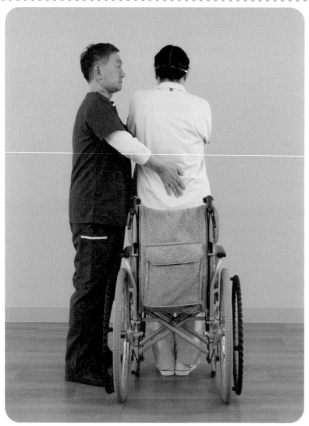

手で腰を軽くタップしながら「では、座ります」と声をかけて合図します

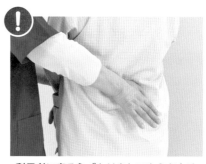

利用者に座る心づもりをしてもらうために合図が必要。手を離すと体勢が不安定になるおそれがあるので、写真のように指先だけ浮かせてトントンとたたく

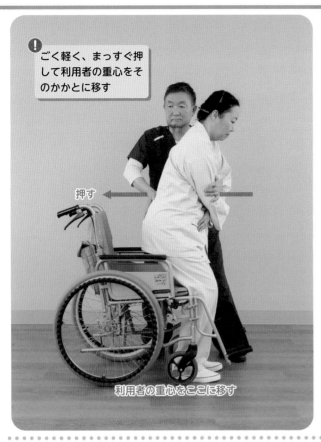

ごく軽く、まっすぐ押して利用者の重心をそのかかとに移す

押す

利用者の重心をここに移す

7 編み込んだ腕で利用者を押す

手順④で編み込んだ腕で、利用者を軽く車イスの方向へ押します。利用者のかかとに重心が移ると、利用者の膝が折れて座る姿勢になっていきます

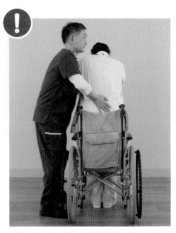

腰に当てた手で利用者の体を支えながら、座り込む勢いを調整する

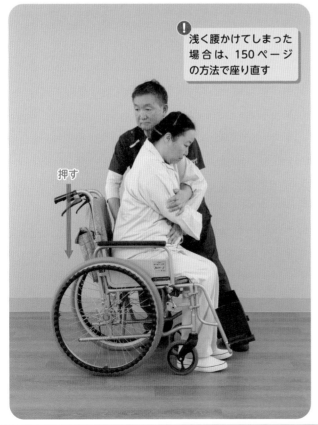

浅く腰かけてしまった場合は、150ページの方法で座り直す

押す

8 腰に当てた手で真下に押す

背骨と骨盤の交点に当てた手で、利用者の腰を真下に押します。一度で正しく座らせようと焦る必要はありません

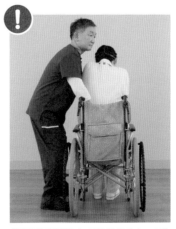

腰の手は最後までゆるめない。利用者を「ドスン」と座り込ませないように気をつけよう

大まかには144ページで紹介したベッドからの移乗介助の逆になりますが、ここではサイドレールなしでできる方法を紹介します。ベッドに移る場合を想定して解説します

車イスからベッドへ移る

動画で見る

ポイント

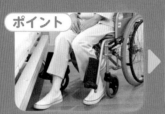
脚を前後に開く

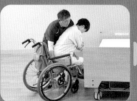
腕を取り座骨に触れる

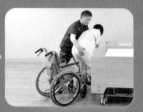
前に押し出す

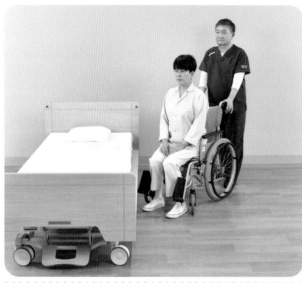

① 車イスをベッド脇につける

車イスをベッド脇に斜めにつけ、利用者の足をステップ板からおろし、レッグレストを外しておきます。必ず健側（麻痺のない側）をベッドに寄せてください

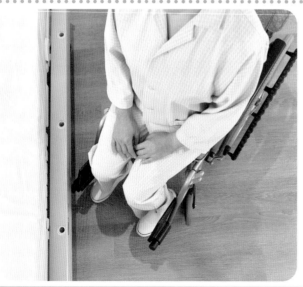

② 角度を調整しブレーキをかける

車イスの角度がベッドに対し45度くらいになるようにし、必ずブレーキをかけます

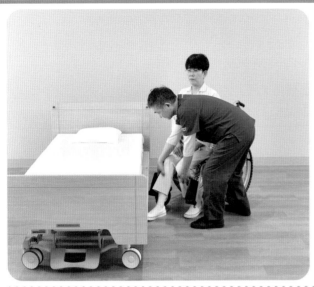

③ 利用者の脚を前後に開く

ベッドに近いほうにある利用者の脚を前に出し、もう一方の脚は少し後ろに下げてもらいます

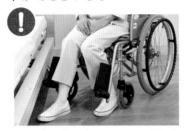

❗ 出す脚を逆にするとあとの手順がうまくいかないので注意

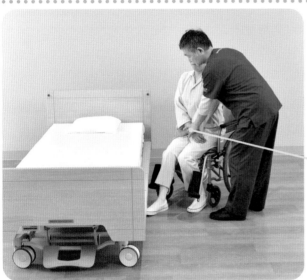

④ 両腕をお腹の前で交差

親指・中指・薬指で手首を取って、利用者の腕をお腹の前で交差させます

❗ ベッド側にある腕を上にすると次の手順がスムーズになる

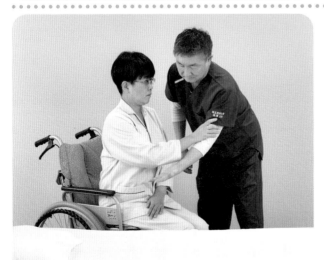

⑤ 利用者に腕を持ってもらう

利用者に、介助者の腕（肘のすぐ上の上腕の筋肉あたり）を軽くつかんでもらいます。利用者が自力で持てない場合は、介助者が利用者の手を取って、自分の腕の上に導きましょう

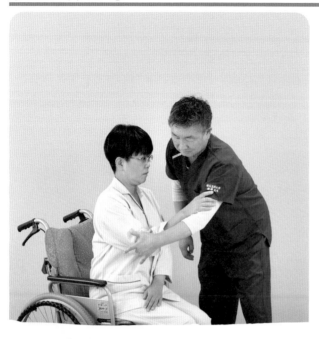

6 利用者の肘あたりに触れる

介助者は、自分の腕で利用者の腕を支えながら、利用者の肘に手を当てて中指・薬指で触れます

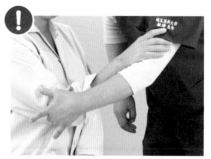

肘のあたりならどこに触れてもよい

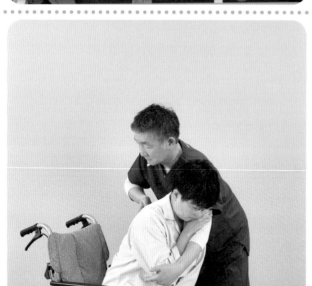

7 利用者に前傾してもらう

肩甲骨と背骨の交点を押して、利用者に前傾してもらいます

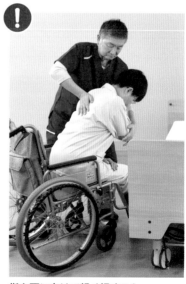

指を下に向けて軽く押すこと

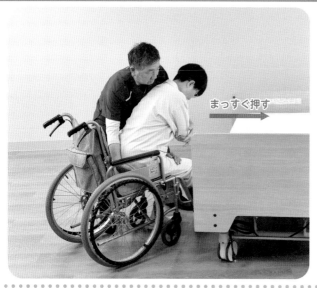

まっすぐ押す

8 利用者の座骨に触れる

背中にある腕を利用者のお尻のほうへまわし、中指と薬指で座骨に触れます。そして腕全体を使って、利用者をベッドのほうへ押します

❗ 利用者をベッドへ向かってまっすぐ押し出すイメージで行うとよい

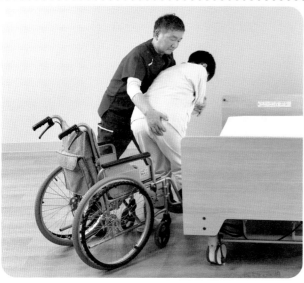

9 利用者の体が回転する

利用者の体は、手順❸で前に出した脚を軸に回転して、ベッドへ向かいます

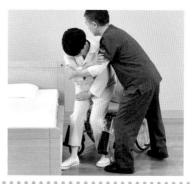

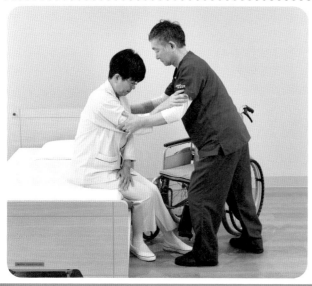

まっすぐ押す

10 支えながら着座へと誘導

介助者は、利用者の動きに合わせて座骨に触れた手を移動させて利用者を左右から支え、ベッド上にお尻をゆっくりとおろします

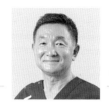

根津良幸
（ねづよしゆき）

埼玉医科大学「看護技術・介護技術プロジェクトを推進する会」実行委員長
埼玉医科大学客員教授
株式会社One to One福祉教育学院代表取締役

1996年に社会福祉法人を設立、特別養護老人ホーム統括施設長、デイサービスセンター長、グループホーム統括施設長などを務める。また、介護認定審査会委員、老人福祉施設連絡協議会会長、高齢者虐待防止委員会委員を歴任。

39歳のときに脳梗塞で倒れ左半身麻痺の寝たきり状態となるが、2年8ヵ月にわたるリハビリテーションを経て奇跡的に回復。そのときに生きる術として編み出した介助技術を腰痛に苦しむ介護職員や介護家族のために公開し始める。

2007年に医科大学の教授陣、介護現場の施設長、現場リーダーなどを集めて、医療・介護教育を提供する「株式会社One to One福祉教育学院」を設立。行政機関、社会福祉協議会、介護施設などからの委託を受けて、現在も年間5000名を超える受講者に研修を実施している。

2019年には埼玉医科大学客員教授に就任、1～3年生の講義を担当するが、とくに1、2年生を対象とする介助技術の講座は、毎年の受講者数が100名を超える人気科目となった。2022年より埼玉医科大学「看護技術・介護技術プロジェクトを推進する会」実行委員長を務め、埼玉医科大学系列の全病院で医師、看護師に対し介助技術の講習を行った。

写真と動画でわかる！
埼玉医大式 力がいらない介助技術大全 介護ライブラリー

2023年 4 月25日　第1刷発行
2023年12月18日　第4刷発行

著　者　根津良幸（ねづよしゆき）
発行者　森田浩章
発行所　株式会社講談社
　　　　東京都文京区音羽二丁目12-21　郵便番号112-8001
　　　　電話　編集 03-5395-3560
　　　　　　　販売 03-5395-4415
　　　　　　　業務 03-5395-3615
印刷所　株式会社KPSプロダクツ
製本所　株式会社若林製本工場
©Yoshiyuki Nezu 2023, Printed in Japan

KODANSHA

ISBN978-4-06-531161-5　N.D.C.369.26　175p　26cm

装　幀
山原 望

本文デザイン
東海林かつこ（next door design）

イラスト
秋田綾子

メディカルイラスト
今崎和広（32～33ページ）
さくら工芸社（上記以外）

撮影
林 桂多（写真、動画）
村田克己（写真）

動画編集
武田淳平（CLAP）

取材・制作協力
境 朗子
佐久間真弓

編集・DTP
七七舎

Special Thanks
埼玉医科大学の看護師の皆様

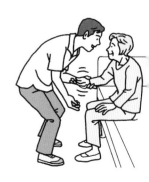